U0081081

不要等到人老珠黃才開始！

你是否已經習慣日常中工作、親情與愛情的模樣？

就讓銨銨帶你從癌後重獲新生的視角重新審視一切！

Recommend

推・薦・序

銨說，妳可以幫我寫序嗎？

我說，若妳沒叫我寫序，我還會生悶氣。

我認識筠銨的時間不算長，初識時覺得她是妥妥的白富美，在相處後發現她沒這麼淺。

我們各自都有在經營粉專，我們粉絲數都一樣地停滯，我們都一樣地討厭煲心靈雞湯，還都討厭三個關鍵字：#愛自己、#正能量、#為母則強。

我常對銨說妳是我的繆思女神。跟她吃頓飯或是聊段line總能誘發我滿滿的發文靈感，我的粉專上的化名友人十之八九都是她的分身。

犀利、透澈，討喜不討好，玲瓏不失原則，懂享樂也能吃苦。我就想是什麼成長歷程造就她如此多樣的面貌？這女生不一般。

就在看完筠銨的新書《不要等到人老珠黃才開始》一切就有了解答。三句一拍案五句一叫絕，沒有贅字、絕不拖棚，是聰明人專屬的節奏。

我就孤芳自賞，也不曾認真喜愛過誰、誰的文字。而銨的人和文字，我超愛、極愛、超級愛。

銨的文字平順好入口，不似來自濃厚的勃根地，而是源於剔透的香檳區，忍不住一口接一口，慢慢發酵，才知後勁。

筠銨將海量的才情透過筆尖，將妳我無以名狀的悲傷，輕巧量化。只有平鋪直述，卻依然鏗鏘地敲進心坎，蕩起迴音。而且，重點是，聰明人的高階幽默，真的太好笑啦！人生已夠苦，若還不好笑，誰嚼得下去。

卓別林曾說：「人生近看是場悲劇、遠看是場喜劇。」五年後，人生這碗湯端上桌，還熱騰著。再淋上點陳釀烏醋，酸辣不減，更添層次風味，除了酸辣，還能回甘。

沒有堆砌的悲傷、沒有強裝的正能量。不止獻給病友，更是提供給正在工作婚姻親子關係泥淖裡掙扎的母親們之生存法則。

我深信，真正能給病友及家屬力量的，不是反覆加熱的正能量，而是活得像一個正常人，有酸有辣，有滋有味。

莊雅花 Lazy mama

FB粉專：仙女懶媽 Lazy mama

Preface

作・者・序

我的好友推薦序裡，仙女懶媽說我是冒著氣泡的香檳，殊不知我前半生都在追求成為高價的勃根地。

我羨慕身邊出現的每一位受過良好教育且家境優渥的富二代朋友，羨慕他們唾手可得的教育資源、廣闊而豐富的知識，還有身體力行踏遍世界的勇氣。

畢業即負債的我除了年輕且反骨之外什麼都沒有，卻偏偏要選擇一條自己最不拿手的路來證明白手起家的可貴。

我一直在香檳和勃根地之間徘徊著，我渴望擁有名貴的瓶身以及源源不絕的底氣，也貪圖從肥沃土壤承接雨水灌溉而成的濃厚底蘊，當時獲得了短暫成功的我最終也在名利場迷失了自己。

世俗意義上的成功標準不停地改變，我寫這本書的時候才36歲，當時的社會氛圍普遍認為擁有房產以及高薪穩定工作、養得起孩子，付完一堆要命的帳單之後，生活還有餘裕的年輕夫妻家庭叫做人生勝利組。

時序來到六年後的今天，有工作能力會賺錢也懂得享受生活，且不打算生娃的單身男女才是人人羨慕的對象。

日曆不過才撕了兩千多次，當年主流媒體口中的「敗犬」翻身當女王，女性之中流傳著一條隱性的鄙視鏈：不婚不生的高收入女性憐憫職業婦女，而職業婦女縱使家庭工作兩頭燒，再怎麼苦都不想變成伸手牌家庭主婦。

我就在這樣的社會氛圍之下大膽地放棄了科技外商的高薪工程師工作，轉身投入家庭過著偽單親一打二的主婦生活。

這期間有很多親朋好友紛紛善意規勸我，不要糟蹋了難得的高學歷和科技業的年資，還有熱心幫我介紹工作、甚至邀請我一起創業的科技人，因為認識或了解我成長經歷的人都很難想像這麼多年來一直積極賺錢的我，竟然這麼義無反顧地投入看似不會有回報的家庭。

家庭生活就是一碗五味雜陳的酸辣湯，經營家庭絕對不比我曾經的科技業工作輕鬆，而且我呼籲所有店長們千萬不要對外營業，這碗湯味道煮得好壞都建議自己品嚐，千萬不要喳喳呼呼地到處分享自己煮湯有多苦、辛苦煮的湯沒人捧場、大人小孩都不愛喝，因為認真思考好湯被辜負的人少，腹誹廚師的人卻很多。

從35歲確診乳癌激發了我一年之內還完千萬房貸的潛力之後，我選擇了熄火退休離開科技業，不管社會的嘆息有多大聲，我依然確信自己要持續不斷地尋求好湯的配方，得到別人肯定當然開心，若沒有也別耿耿於懷放在心上。

煮湯的配方掌握在自己手裡，湯底是善良，切一點知識、撒上一些社交技巧，我這一碗人生酸辣湯配得了香檳也搭得了勃根地！

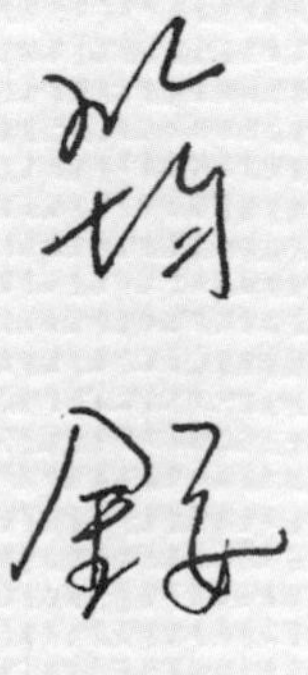

Contents
目・錄

Part2

親子篇：地方媽媽「馭」娃記

Part 3

夫妻關係篇：地方媽媽與「腦公」

Part 1

金錢篇：

地方媽媽向「錢」衝

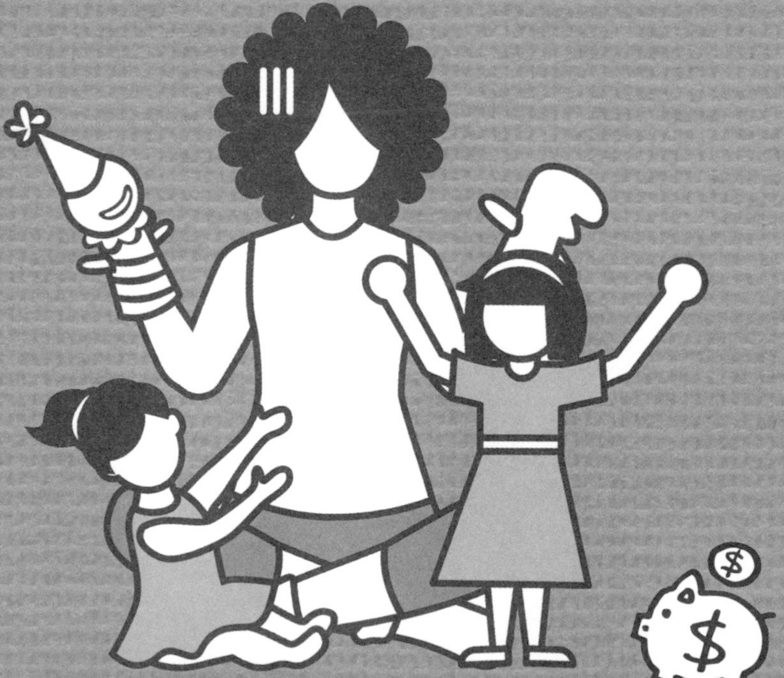

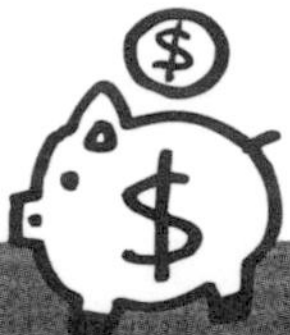

1 別人是無肉不歡，我是沒錢會死

我從小就有「金錢恐慌症」，沒錢會死。

還記得以前手機滑到某篇標題聳動的農場文章，描述生性節儉、總是苛待自己的小氣主角在得知罹患絕症之後，決定放開心胸把財產花個精光，開心環遊世界幾十天，卻發現癌細胞竟然因為心情愉快而消失了，一個不小心又重新找回健康人生的故事。

當時讀這篇文章的震撼程度在我腦海裡炸了好多回，簡直像是生根了一樣揮之不去。我對「把錢花光卻沒死成」這件事情充滿恐慌，經濟不穩定是我人生最可怕的噩夢沒有之一。當年不知道誰通過的邪惡廣告企劃，電視廣告裡面看起來很正面、很歡樂的現金卡，不管畫面跳到什麼場合，只要把薄薄一張卡片插到機器裡按幾個數字，就可以很輕鬆地吐錢出來，好像不用還似的，接著廣告主角們笑呵呵地拿錢到處花，真是好一個富足快樂的人生……。

一時不察被這波廣告觸動的地方父老兄弟姊妹們，收到帳單上的循環利息瞬間受到驚嚇，定睛一看順便吐出一口濁氣，好險原來可以只繳最低應繳金額，真的不夠錢怎麼辦？還有當時流行的標會跟信用貸款嘛！於是靠自己一介弱女子撫養小孩，生性單純的我家媽媽，就在數年歲月之中，讓債務細沙堆積成小丘，小丘長成大山後，終於火山爆發啦！

想當年還是碩士研究生的我，因為背負著就學貸款還有家庭重債，每個月初攤開存摺的瞬間就從裡面飄出一股涼意，接著便從月初煩惱到月尾。別人20多歲的青春人生是約會、聚餐、逛街、跑「趴」……，而我是打工、念書、打工、寫論文。家裡的債務我無法視而不見，每個月活生生要繳十幾萬的重擔，多虧了當時對我最親最好的阿姨幫忙扛著，我才能暫時喘口氣，繼續當著與其他人外表無二的學生。

就在所有人覺得我的未來一定是黑白的時候，也只有阿姨不放棄我跟媽媽，甚至幫我出了報考研究所的報名費用。是的，由於各大學院都是分開招生，心目中理想的國立大學報名費好幾間全部算起來將近一萬多，這對當時窮到鬼都不想抓的我來說真是一筆重大負擔。曾經想過不如就減少報名，如果真的考不上就乾脆投入職場，但一向親和幽默的阿姨卻難得板起臉色，很嚴肅地對我說：「雖然學歷不能決定人生，但是以自己家庭條件來看，如果連端得上檯面的學歷都沒有，大學畢業後只有22K，那就真的沒有希望翻身了。幾十年前貧富差距不那麼大的年代，還有機會『寒門出貴子』，而如今卻是高富帥和白富美不但家境比人強還比你認真念書學歷好，難道妳希望妳的下一代像妳現在一樣，連想念個書都是奢求嗎？」更慘的是，如果想要靠出賣色相賺快錢，也要看自己有沒有條件才行，擠不下XS號制服的我還是乖乖念書求畢業比較實在。

研究所之路我無法半途而廢，因為我需要漂亮的學歷，更需要未來有個穩定高薪的工作。從很小的時候，我就體悟到想要擺脫為錢發愁的生活，就一定要好好讀書。

我那時的願望就是等未來變有錢，一定要住在有樓梯、有花園的別墅，而不是像當年媽媽和眷村的老兵們租借他們閒置的宿舍。已經有自己的資產並且額外置產的老兵伯伯們，看我們母女倆可憐，便用非常便宜的價格把軍方配給的簡陋三房兩廳宿舍借給我們使用。

當時媽媽一個人帶著兩歲的我住在中壢一個叫做龍岡的小鎮上。龍岡之所以有名，除了有個全台灣雲南料理最好吃的忠貞市場之外，還有個偶爾會被刑案節目拿來報導的龍岡國中老師食人分屍案，而且我們當時居住的眷村「慈光十村」就緊鄰兩大片一望無際的亂葬崗，因為墳墓旁邊的土地肯定便宜，所以夾在士校軍營和墳墓之間的眷村就是當時老殘窮的歸屬地。在眷村旁的空地上有兩台綠色的子母車提供居民倒垃圾，因為地點夠偏僻，時常會有偷偷吸食強力膠的壞人躲在那裏，不但常常傳出猥褻兒童的事件，也聽過有人吸食過量強力膠死在子母車旁，嚇得我每次倒垃圾都「手刀」衝去又衝回，一刻都不敢多停留。

住在那裏怕不怕？當然怕，怕得我從小夜不能寐，老是做惡夢，又因為先天不良出生時帶著氣管疾病，本身就不好養，印象中的自己身體虛弱，滿滿的無力感填滿了我的童年。直到現在，回想起小時候總覺得回憶蒙上一片灰色。這不是誇飾法，記得某次「腦公」拉著我看驚悚片《沉默之丘》的時候，我簡直對影片的色調一見如故，那就是我回憶中成長的地方吶（你們看看對小孩的陰影有多深多可怕）！

直到我17歲那年，媽媽終於在桃園買了屬於自己的小屋，小巧迷你的兩房一廳坐落在人聲鼎沸的社區大樓裡，滿滿的人氣讓我覺得好安心，有個自己的窩那種滿足感很難形容，這也是為什麼當我有能力買房時，首選會是有花園、有車庫，想像中鳥語花香的透天厝……結果才怪！住了之後才發現原來有花園就必須拔草除蟲樣樣來。天吶，我的下一個人生願望是住回有管理員而且有專人清潔的小房子啊！

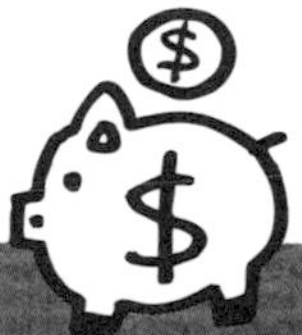

2 單親＝行為偏差？

單親家庭長大的孩子，不等於不幸福。

對我來說，小時候成長在單親家庭的打擊，並不像外界看我時憐憫的眼光一樣那麼不能忍受，尤其每當星期六放學時分——對的，當年小一小二的我星期六必須上學，那時候還沒有週休二日這個德政（真是一不小心就暴露出阿婆講古的情境）。

三十多年前在鄉下地方的純樸小學裡，週六下午只要是單親家庭的小孩都會被校方留下來輔導。憑我逐漸向老人癡呆症看齊的記憶能力，雖然已經到了記不得前幾天吃了什麼的年紀，卻印象深刻整個小學裡一班將近六十人，一年級有20個班，卻只有十幾個不分年級的孩子被集中在教室裡，做所謂的「預先輔導」，以防萬一在師長眼中容易出現行為偏差，畢竟大家都認為沒人管的單親家庭孩子容易誤入歧途。

本來懵懵懂懂搞不清楚被留下來輔導是什麼意思，但我們這十幾個小朋友也逐漸發現自己和其他星期六可以準時快樂回家的同班同學們不太一樣。當同班同學問起為什麼導師只叫我留下來時，我記得自己還有點得意地回答：「因為我『ㄉㄢ ㄑㄧㄣ』啊！」當時根本不認得「單親」這兩個字是什麼意思，只覺得我平時功課很好又得人疼。不吹牛，我當時學科是真的超好，因為每次段考都是全科加起來四百分滿分的那種，加上平時也很乖巧（就是很習慣於討好大人的那種孩子），所以深深認為被留下來絕對不是因為老師討厭我，一定是那些被集中起來的十幾個孩子都特別優秀，所以老師說我們是「ㄉㄢ ㄑㄧㄣ」的孩子。

直到我再大一些，發現師長們的輔導內容不如我期待中的是為了嘉獎我們，我還學到許多當時還聽不懂的新詞彙如「問題兒童」，似乎都是為了預防我們在校內出現行為偏差。因為每週輪著不同的導師值班，有時也會有比較嚴厲的老師出現，訓誡內容我早已經忘得一蹋糊塗，但當時老師嚴肅的語氣帶給我不舒服的感覺，直到現在將近四十歲還忘不掉。

人正眞好，人醜吃草

雖然我的媽媽必須一邊工作一邊照顧我，但在我有印象以來，她一直是非常體面漂亮的女性。從小聽到同學用羨慕的語氣說「妳媽媽好漂亮唷！」都成為理所當然了。我媽除了把自己打理得漂漂亮亮，對小孩的打扮也毫不馬虎。當時媽媽雖然為了生存忙著工作，但每天晚上都會幫我把隔天要穿的學校制服燙得整齊筆挺，讓我出門在外一點都不顯得邋遢。

可能也因為我如此地一表人才，看起來絕對不像問題兒童，我逐漸發現在這十幾個小朋友的輔導小教室裡，出現了一點點差別對待。高年級的哥哥姊姊們開始顯得不耐煩，老師們特別「重點輔導」他們，因為他們在老師訓話時會瞪大眼睛直勾勾地看著師長，也會在座位上製造出噪音來表達無言的抗議；更大膽一些的竟然敢和老師頂嘴，連帶著我這個規矩坐在座位上的乖乖牌，都因為凝重的氣氛緊張得一手冷汗。

很多很多年以後，國中老師要求背誦成語大全且要抽考，翻到「桀傲不馴」這四個字時，小時候在單親輔導班裡看到的那些畫面瞬間滑進我的腦海中，原來當年我見證了人生第一場小小的革命啊！

3 單親不是最慘，單薪才要命

我是媽媽一人辛苦拉拔養大的。

小時候看同學因為調皮而被他們的爸爸媽媽處罰時，也曾在心底偷偷慶幸少了一個人管教我；當我還不知為錢而苦惱的時候，認為單親也不是完全沒有好處的，但如果是像我們家這樣沒有父親付贍養費的單薪家庭，生存問題就大條了。

人生若沒有遇過幾個渣男就肯定不是美女，好女孩遇到不負責任的男人機率有多大，綜合身邊個案可以說是百分之百。雖然我從來沒有見過親生父親，其實不太想叫他爸爸，對我而言，他充其量只算是供精者罷了。由於我媽還算是個頗為正直、不會在背後說前夫壞話的女人，所以我所知道的「父親」都是舅舅阿姨形容出來的。

我這位父親其實能力不差，專長是開飛機和拈花惹草，雖然有比常人優秀的賺錢能力，但也有著更厲害的賠錢速度。他總是認為自己非常聰明，也的確擁有許多在當時算是很前衛的生意點子，可他並不是一個安分工作以及忠於家庭的男人。他除了各種耳根子軟的門外漢投資之外，也和許許多多的老藝人、生意人一起花天酒地，金錢關係錯綜複雜，賺錢的時候便大手筆從國外訂購非常稀有的敞篷跑車享樂。這樣的匪類模式一旦運氣用完便會原形畢露，「父親」長相帥氣、身材高挑，又是重點培植的飛行員，正所謂「人在江湖飄，哪能不暈船」，父親的桃花運從沒斷過，於是當媽媽下定決心協議離婚的時候，他身上的財產早已被不懷好意的男男女女詐個精光，別說贍養費了，他不跟媽媽討錢都算好的。

加上我出生時帶著先天疾病，有一段氣管沒有長好，而且出生體重不到兩千公克，在沒有健保給付的保溫箱足足躺滿四十天。我媽媽說出院當天好不容易湊到好幾萬元，開車前往馬偕醫院的路上還出了車禍，接我回家後過不了多久，就接到法院通知她出席離婚調停。「父親」在庭上很阿莎力（台語「乾脆」）地說剛出生又體弱多病的孩子是個「累贅」，但當時似乎比較容易把撫養權判給男方，媽媽想盡辦法用她所有的財產交換淨身出戶只為了帶我一起走，也開啟了接下來長達十幾年的苦日子。

媽媽有一份固定且沒有分紅驚喜的約聘薪水，一個女人在外頭租房要自己帶大一個孩子，而且還必須用心栽培課業，不能隨意放養，該有多花錢？隨手開罐啤酒問朋友或隔壁桌的路人，每個人家庭都有各種難關要過。在我眼中，除了不幸生在戰火連天、天災人禍、怪病纏身……這種凡人無法掌控的命運之中，其他時候就算生活再痛苦也不是扛不過去的。我之前出的書曾經說過「痛苦是比較而來的」，只要不跟白富美和高富帥做朋友，人生還是很多好事可以令人開心吶。

但是人在痛苦時心態可以鴕鳥一下，度過難關之後還是要向比自己優秀的人看齊才行。留在同溫層雖然舒服，但很容易一層一層往下沉淪而不自知。我很小的時候就發現雖然自己也姓王，但跟台灣首富王永慶一點關係也沒有。以前還曾幻想過會不會某一天起床之後，發現自己是某個富豪流落在外的孩子，從此可以不勞而獲，離開貧困的世界。當然最終都過了做白日夢的年紀，還是沒有有錢人來領養我，只好打醒自己，振作起來，發誓做「後天的人生勝利組」。

小時候曾傻傻誤會自己家境是小康

說實話，在我懂事之前，我曾經以為自己家境不錯。學校家庭調查的時候，表單上其中一項是家庭經濟調查，分別有富有、小康、一般、清寒、赤貧的選項，當時我都會勾選「小康」的選項，因為媽媽有七個兄弟姊妹，我的阿姨、舅舅們對我是真的好，尤其工作能力超群也很會賺錢的阿姨們時常送我舶來品、文具和玩具等等，讓我每次帶去學校都成為其他同學親近的對象。

每個週末和媽媽回娘家時，都可以去漂亮的餐廳大吃一頓，很疼愛我的三阿姨甚至為了慶祝我一個小學生的生日，請了一大桌子人去台北的星期五美式餐廳幫我慶生。看著動作帥氣俐落的服務生姊姊，緊靠著我這個小壽星表演讓我永生難忘的花式調酒，還有滿桌子的美食和甜點，當時我還真以為自己比同學時髦又高尚，殊不知後來壓得我直下十八層地獄的債務坑也同步成形中。

等我上了高中才漸漸接受，假日去姥姥家跟著享受的那一切都不是我應得的，週一到週五的日常生活才是我的現實。更糟糕的是，我媽媽跟會的利息這數年下來越飆越高，偶爾用個人小額信用貸款填補資金缺口，再不行就用現金卡擋一下，最後越滾越大的信用卡循環利息，讓我們母女倆徹徹底底成為了卡奴一族。

4 賺錢與學業不可兼得？

人活著就是爲了吃飯，有條件活下去後，才能去想讀書這件事。

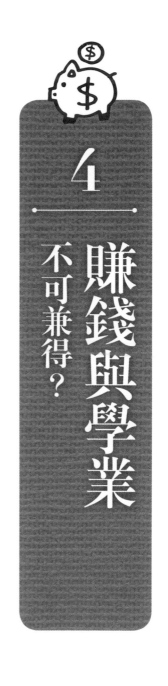

四年大學生活，一邊讀書一邊要賺取生活費的日子，已經讓我飽嚐了同齡人還沒有體驗到的辛酸。縱使申請助學貸款可以讓我像一般孩子那樣上學，但每過一學期債務便往上堆疊的壓力，也讓我煩惱得不得了，甚至不確定畢業以後到底能不能還完？

那時雖然有各種不同的聲音告訴我同一件事——「家境困難的孩子根本不應該硬要申請助學貸款繼續念書的夢想」，就算學費可以用貸款搞定，但是還有遠在外地的住宿費以及生活費，都是一註冊之後有如陰風陣陣從背後吹到雞皮疙瘩冒出來。當時我很樂天地想著欠銀行五百萬也是欠，欠一千萬也是欠，既然如此，不如花兩年時間賭賭看我心心念念的碩士畢業之後，薪水曲線是不是可以狠甩大學的自己。

雖然理工科碩士的日常就是幾乎要花上一整天泡在實驗室裡收集論文數據，但打工姐我本人當時追隨的第一位超級學術派的指導教授，非常不認同我邊讀碩士邊打工這種不務正業的行為，所以剛開學的前半年真的痛苦到不行。即便做完教授一大早交代好的作業，卻無法準時離開實驗室回家，非要學生們待到晚上八九點才算認真的好孩子，更不用說中午時常還要頂著大太陽走十幾分鐘的路程趕去停車場騎車買外帶午餐，只為了去買教授指定的某間清水排骨麵，提著全實驗室要吃的湯麵兩手痠痛得要命，在麵徹底糊掉之前趕回實驗室幫教授準備好午餐。若那天更不幸一點，還要用很爛的技術騎著氣喘吁吁的小綿羊機車採買實驗室要用的道具。

我從二手車行便宜買回來的小機車，在研究生涯那兩年裡成功扮演了得利卡貨車的角色，最誇張的紀錄是某次載著形狀不規則並且將近十公斤的角鋼，苦惱著要怎麼喬角度放在腳踏墊上，才不會變成馬路上的人間凶器，一路歪七扭八的從台中火車站前電子街騎回學校。

每個實驗室都有自己的規矩，生存力比蟑螂還強的我沒有什麼不能適應的，但不讓人打工簡直跟要我命沒兩樣。憑我戶頭月月歸零的狀態，人在學校心卻沉入海裡，人生中從來沒有一個階段像那時候這麼充滿渴望就業的熱情！

俗語說「男怕入錯行，女怕嫁錯郎」，研究生最怕的就是進錯實驗室、跟錯指導教授，不但一錯毀青春讓你畢不了業，而且每天起床睜開眼消耗的都是我好不容易貸款而來的學費和辛辛苦苦賺到的微薄生活費。為了生活，就算冒著有可能被退學的風險，我還是選擇經過一番下對上的頑強抵抗，終於讓我順利跳槽到民風較為開放的實驗室，開始了我打工姐日兼三份工的傳奇。

5 「少」奶奶過去曾是打·工·姐

不缺錢的孩子不要學！安分上學當個快樂學生才是王道。

現在人稱「少」奶奶的我，過去曾有「打工姐」的稱號。想當年從每天搞一堆稜鏡而且整間「暗摸摸」冷颼颼，還禁止我打工的物理化學實驗室，逃到陽光明媚適合我穿插打工行程的有機化學實驗室，我抓緊每分每秒在學業與賺錢間取得平衡。

每天早上進實驗室站在hood（實驗專用抽氣櫃）前面穿上實驗專用白袍，全副武裝趕時間且毫不手軟地下了滿滿一週分量的有機化合物合成實驗，接著打開電腦卻不是整理實驗報告，而是關注我的奇摩拍賣有沒有新訂單叮咚叮咚地通知。趁中午休息時間衝回空虛寂寞小不啦嘰的學生套房開始包裝從成衣中心批發而來的商品，小窮鬼捨不得吃便當，於是常用50元銅板還有找的便宜小吃攤乾麵打發咕嚕咕嚕的肚子，就算天天吃同一家都可以忍受。吃飽後我「手刀」衝去郵局寄送商品給網路下單的客戶，接著在上課鐘響之前折返跑回實驗室披回白袍，當大一新生隨堂實驗助教。雖然當助教學校給的經費不多，但打工姐能多賺一分錢都不能錯過啊！

改完上課明顯沒有注意聽我解說、只顧著打情罵俏的少男少女們的實驗紀錄本，在晚上的打工重頭戲來臨之前，繼續回到電腦前整理網拍的商品資訊，還有每一項商品至少要準備多少張照片拍攝等等超級繁瑣的小事。有經營過網拍的朋友們看到這邊請點個頭，你們一定都懂搞網拍賺得有多辛酸！

忙完網拍工作接著抓緊空檔時間準備念書還有考試的科目，同時還要細心呵護早上做的實驗，執行各種實驗步驟，務求數據可以被論文選用。畢竟打工只是為了能夠讓自己順利念書，如果論文失敗這事情可就大條了啊！一想到自己只有兩年的時間可以完成學業，若不小心多浪費一年，循環利息就會關門放狗死死咬住我，不能準時畢業趕快賺錢還債，我的人生不只是黑白的，簡直永久灰階。

打工時期陪我闖天涯的二手小綿羊機車化身得利卡

打工姐每天騎著二手小綿羊機車來回兩小時的車程，騎到遠得要命的國中補習班教國一國二理化科目，教得太投入而且太想賺錢被班主任發現，一不小心把國三考前衝刺的理化班也包了。整週晚上被國中生們的汗臭味包圍，但一想到就連課中小考時間也有錢進我口袋，看著台下一顆顆黑色的頭就像金元寶那般可愛，下班騎車時漫長且容易恍神的路上，都靠著「以後一定會過上好生活」這樣的白日夢洗腦，自己一定可以完勝打工與學業。

每到了下班時間，陪著補習班主任送走上課發問都沒反應、總愛下課時間問超長問題的學生，以及各種擔心小孩功課落後的家長們，我拖到晚上十點都還沒吃晚餐根本是家常便飯。我想便利商店夜班的店員應該很氣惱在這時間看到我出沒，因為我總是攔胡即將下架可以讓店員免費享用的御便當，久而久之和店員熟了還會互相商量買別的，因為店員等豬排飯下架已經好幾天都被我截走。深夜的便利商店熟食不搶就沒得吃，這樣悲催又充實的打工生活過了兩年終於準時畢業。

後天人生勝利組

很多年之後，當小時候夢想清單中的名車一一停進我的車庫，我終於有能力買自己嚮往很久的東西了。研究所畢業後運氣不錯進了薪水福利皆優的外商公司，成了所謂的「科技新貴」，開始感受到辦信用卡時直接被勾選高級卡種的興奮。我再也不是銀行鬼見愁，終於擺脫人見人踩的貧窮過去，再加上由於當時必須出差或是時常調轉工作地點，也讓我視野變得開闊，走過的足跡除了北美跟大陸之外，北中南各大科學園區也隨著工作調動住了好幾年。

若過去沒有咬牙堅持從研究所畢業，我根本不可能和這彷彿人生清洗般的一切沾得上邊。如今回想起打工這段歲月，時常覺得非常不可思議，當時的我竟然能夠熬得過來。身為天性懶散的雙魚座，我本人能躺在沙發上就絕不站起來動，不管在外面表現得有多嗨多有精神，回家之後我是個連說話都懶，喜歡四周寂靜無聲，最好都別理我、讓我活在自己小世界的懶蟲，以至於心血來潮跟「腦公」分享以前打工時的豐功偉業，都被「腦公」吐槽那不是他現在看到的我，當時我肯定是被什麼附身了。

尤其是前幾年因罹患乳癌而離開了科技業工程師這個舒適圈，開始了自己的創業人生，又過上明天的收入不知道在哪裡這種生活，常常被「腦公」嗆為什麼爆發不出以前打工姐的賺錢能力，我在心裡無聲地嘆一口氣，回頭看看早已經被孩子玩具折騰得面目全非的客廳，還有貌似永遠也做不完的家事——老天鵝啊，我也好想回到過去啊（抱頭痛哭）。

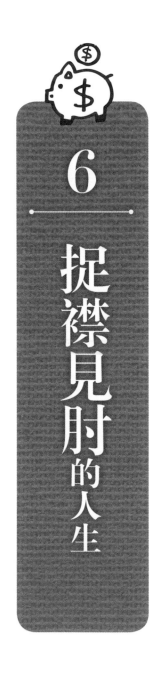

6 捉襟見肘的人生

我很早就告訴自己債一定要全部還完，才能安心踏入婚姻。

我的運氣不錯，雖然還沒出社會就扛了滿滿的一桶債，但賺錢的能力也是值得拿出來說嘴的。雖然我到了30歲才將所有的債務還完，也終於能安心和「腦公」結婚，但從工作第一個月領到薪水開始，每月得固定扣除47,000元繳交貸款（這還是經過銀行債務協商之後比較親民的數字呢），剩餘的錢要負責自己的住宿、交通、吃喝、上下班雜支等等，仍要省省地過生活。

由於我任職的第一間公司是全球前三大半導體設備商，出差的機會非常頻繁。

還記得剛進公司不到半年，我就被指派到美國出差一個月，當時發現自己可能要預先刷卡支付機票和將近一個月的飯店費用讓我嚇得半死。我每個月每分錢都花得乾乾淨淨，哪裡還有多餘的預算刷這筆十幾萬費用？

好不容易鼓起勇氣向公司申請預支出差津貼，卻沒想到時機一個沒算好，等財務部撥款下來早已過了我信用卡扣款日期。在美國出差對我這個「菜逼八」的新人來說已經是「壓力山大」了，還要煩惱自己信用卡額度不夠美國花用，天天數著手邊現金夠不夠，煩惱著寄到台灣的帳單有沒有親友能幫我代墊一下。最要命的是在美國外出一定要有車，我當時餐餐只能和有車的同事一起行動，結果人多餐費多，小費當然也跟著多。明明沒吃什麼好料，卻每餐十幾二十塊美金丟出去，讓人心疼到爆炸！也因為如此，促使了我在人生地不熟的美國開車上路的想法。我雖然18歲就拿到駕照，但從沒在台灣上路經驗，當時只想脫離要付小費的吃飯小圈圈，自己躲在飯店吃泡麵就好，因為缺錢而激發出來的勇氣，竟然讓我在美國大膽開車了！

沒錯！我在美國用公司名義租了台馬自達3小轎車開始練車。在台灣都沒認真上路過，果然人窮比鬼還會推磨。第一次上路的任務應該很簡單，只要從舊金山機場把車開回公司所在的Fremont，將近一個半小時的路程就完成了。但大家回想一下，當時智慧型手機好像還沒發明吧？沒有Google Map可用，只有租車公司隨車附送的一張超大彩色地圖，研究了半天終於開上Freeway 101。當時不知道為什麼，明明印象中很有錢的加州卻沒有電子收過路費系統，到了無人收費站還要停下車自己把零錢投進鐵桶裡。戰戰兢兢地做完這一切，還以為可以順利開回公司附近，但人生哪能盡如人意，就在早已超過正常行車時間一個半小時的時候，我竟然看到洛磯山343的綠色巨大指標！當時太驚嚇，也不知道343指的是公里還是哩，難怪整條筆直的道路上幾乎沒有半台車，我也早已脫離了高速公路不知道開往哪裡。美國的夜晚就算八點多了天還不會太暗，一個驚慌只想趕快迴轉，但一望無際的公路上分隔島是濃密粗壯的參天大樹，根本沒有可以調轉車頭的點，幾乎是第一次開車也是第一次在美國迷路，更雪上加霜的是我的油箱掉到最後一格，我快沒油了！

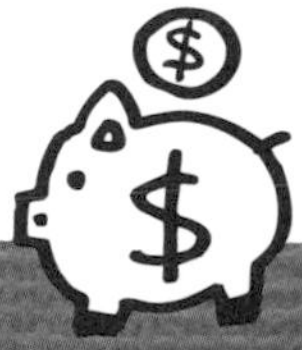

7 潛力總在絕境時產生

在陌生荒涼的美國公路上，我的車快沒油了！

車開著開著我看到疑似景點的指標，立刻往那裡前進，心想景點應該有公用電話可以打回公司找同事求救，結果老天還沒玩完我，原來這景點是個一望無際的海灘，就像電視劇裡用來殺人滅口、丟人下海那種完美佈景，連個自動販賣機都沒有。我幾乎打算要不跳海、要不今天就窩在車上過一晚的時候，不知道哪裡冒出來某對神仙白人夫妻敲敲我的車窗，希望我幫他們拍幾張照片，茫然地開了那麼久的車，終於見到活人那種激動你們懂嗎？

無比慶幸那是個自拍棒還不流行的年代，否則我還是得在跳海或是在車上窩一晚等警察發現我做選擇啊。經過這一次新手迷航，從此以後看美國電影主角開車在蜿蜒的公路上馳騁，我一點心動和嚮往的感覺都沒有，好不容易用破爛的英語向白人夫妻問好了路，其實也沒有完全聽懂人家在說什麼，擺出一副恍然大悟的表情和對方道謝之後，一邊擔憂著油箱，一邊維持著以前在新聞裡看來的最省油開法，關掉冷氣打開車窗，保持時速九十公里轉速2500以下可以撐比較久。好險就在我與油箱都即將油盡燈枯之際，終於看到了複合式的加油站兼便利商店，真是感謝老天啊！

想當然耳，加油站沒有店員服務，一切只能自己來，那個年代不是每一間加油站都有信用卡自助加油，我快步跑去便利商店買了20美金的油，由店員打開油門開關，我才可以抽出油槍自己加油。做完這一切已經去了半條命，原本只是打著想省外食費的如意算盤，哪知人生這麼複雜！那天最後怎麼回到公司我的記憶已經模糊，因為這還不是我在美國迷航最誇張的一次呢。

在美國第二週逐漸適應工作的步調之後，我動起了代購生意的念頭，想把之前多花的錢貼補回來。當年COACH在台灣的聲勢正在崛起中，我在週末時間打聽好哪裡的outlet物美價廉，因為每一州的消費稅率大不相同，越是觀光熱區的消費稅越高。於是鎖定一間開車來回大約兩個多小時，以美國來說這距離真的不算遠的outlet，我就單槍匹馬地出發批貨去。當時通訊軟體還沒發明，我連智慧型手機都沒有，只能先上網做了點功課，看網友喜歡什麼款式的小配件，就帶著租車公司那張印很大張，卻一點也不適合翻閱的美國地圖出發。

因為自己沒有閒錢，不敢把預算壓在高單價的大包包上，到了outlet，我的目標鎖定容易攜帶且價格與台灣落差極大的小配件上面。當年還沒有處處可見的亞洲大媽爆買團，但我掃貨的模樣肯定也在店員心中留下深刻的印象。就在我第二次掃貨的時候看中一個很漂亮的包包，在店裡猶豫了一個多小時之後，決定要買給媽媽，結帳時的價格是七百多美金，我換算了一下沒有超過三萬元，只要自己接下來幾週每天省一點，就可以用公司發的出差津貼補回來！人生沒買過什麼名牌包的我牙一咬、卡一刷，喜孜孜扛著給媽媽的戰利品，一回到飯店立刻興奮地拍照用skype傳給媽媽看，以表孝心。

叫BABY的代價

沒想到事情發生在隔一週，就在我最後一趟出發去outlet代購的時候，竟然看到買給媽媽那款包價格落到五百多美金！買貴不打緊，但我人還沒離開美國就這麼被硬生生地打臉，怎麼對得起錙銖必較的自己呢？於是我又施展了生澀的英文和店員說我買貴了，泱泱大牌COACH可以像屈臣氏一樣買貴退差價嗎？

大家都知道美國退貨機制其實很發達，只不過當時我還是個土包子，還費了一番唇舌跟店員解釋半天那包包我沒有使用過，其實不管有沒有使用過，只要拿發票跟貨品來退就搞定了。壞就壞在這個包是打算送給媽媽的，所以上週買完之後，收據並沒有跟其他的代購商品擺在一起，不知道隨手塞到哪裡去，隔天我就要上飛機回台灣了，如果不是命運的捉弄讓我最後一趟補貨看到新價格，也許就這麼上飛機也不會留下遺憾。

但人性最怕「吃虧在眼前」，將近兩百美金的價差對當時的我來說，是一筆想起來就會心痛的數字。我一看距離打烊時間還有三小時，火速跑回停車場發動車子，用生平最快的速度，硬是把一個多小時的路程壓縮在40分鐘內趕回飯店，找了半天都沒發現那張決定命運的收據，正恐慌著該不會隨手丟到垃圾桶裡被客房清潔收走，就在房間裡遍尋不著時——我突然摸出皮夾抽出一堆在美國拿到的折價券，果然發現收據就放在我的皮夾裡啊！

拿了準備回去退貨的那個包，我又發揮開車的超常水平，在打烊前20分鐘衝進COACH店裡，看著滿滿準備排隊結帳的人潮頓時頭皮發麻，深怕時間到了店員就關店下班沒得退。

就在這時，一位看完絕對會忘記長相的友善女店員靠近我，問我是不是之前發現包包買貴的客人，我心中一陣興奮，看著那位叫我BABY的黑人女店員，大聲回答她YES，她叫我稍等之後，從倉庫拿出全新明顯沒有在架上展示過的同一款包，告訴我退完舊包之後，可以找她拿這個她為我保留的新包包結帳。雖然我不懂這是哪來的狗屎運，但她絕對是我在美國遇到最最最友善的店員沒有之一。我鬼使神差地在她一口一個BABY呼喊之下，腦波弱地買了我人生第一件螢光綠的風衣，結帳完才突然清醒，叫人BABY的外國店員和小吃攤叫客人帥哥美女的老闆娘都不是省油的燈。

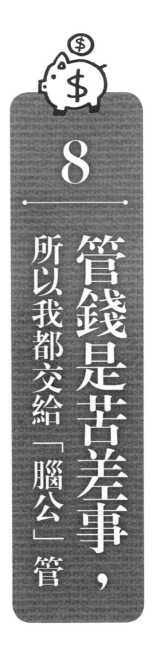

8 管錢是苦差事，所以我都交給「腦公」管

「腦公」是我們家的財務大臣，我的零用錢由他分配。

工作那麼多年，直到還完原生家庭的債務後，我才擁有支配自己財務規畫的能力，這時候我已經結婚還有了貌似頭腦很精明的另一半。我人生的弱項就是數學，嫁個考研究所時工程數學幾乎滿分的「腦公」，當然二話不說乖乖上繳所得讓他管錢，反正錢包沒現金了，「腦公」就會放個一千幾百的進去讓我當生活費。

很多人聽到我們家的相處模式驚得下巴都掉了，一是驚訝我也太大膽了，把所有家底都掏給老公看得清清楚楚，完全沒有所謂的私房錢可言；二是驚訝聽說做人老婆的一般都是家裡的財務大臣，如果錢抓得不緊，身邊男人一有錢就會在外面亂來。

關於男人有錢就會在外面亂來這個謠言，就跟「帥哥一定很花心，所以要嫁醜一點的婚姻比較幸福」一樣非常錯誤。不論男女，會不會胡搞瞎搞跟心性影響比較大，外表比較顯眼不過就是找上門的誘惑力會比較多，海盜一勾就暈船完全是自己定力不夠，怎麼會是因為五官長得比較端正的緣故呢？

本人從小到大最愛觀察別人，只差不會像《櫻桃小丸子》裡陰沉沉的同學野口一樣在人背後科科笑而已。看過無數與「帥氣」這名詞沾不上邊又不保養的老公或男友，就算沒錢一樣可以瞎搞，如果以為嫁了個不帥的可以佔住外貌落差優勢讓老公疼一輩子，這想法絕對危險，到頭來發現被邋遢男背叛更是雙重打擊。

那麼為何我可以如此放心地把管錢這檔麻煩事交給「腦公」呢？當然是經過審慎評估過的！最主要原因除了我懶，其實還是「腦公」也是這麼對待自己。他講究公平，所以每週在錢包裡放的錢兩人都是相同數目的，往往我的一下子就花光了他卻還有剩，由此可見，在金錢方面他真的比較節制有計畫，這適合當時同是受薪階級的我們。上班族不管再怎麼高收入始終有個天花板擋著，賺多花多固然爽快，但「腦公」

當時的嚴格控管不但讓我們三年就換一次新車，還可以在六年之內把900萬的房貸超標還完。

家庭財務規劃永遠趕不上變化

故事到了這裡，一切都朝著欣欣向榮的方向前進，但人生就是有個But！

好不容易擺脫債務開始有了資產的我卻貪心了起來，玩起危險的十倍槓桿，另外投資了一間房價相當於我當時年薪十倍左右的店面。由於前面幾年在還房貸方面我和「腦公」配合得完美無缺，我認為這樣的投資應該很安全，反正店面可以出租收取租金填補房貸，也不怕做生意的房客會找自己麻煩，應該是比租給住宅型的好管理，想不到這一念之差鑄成了大錯，差點拖垮我好不容易累積起來的成果。

首先光是篩選房客就吃了大虧，在歷經了好幾次詐騙集團、詭異的電信機房、莫名其妙的年輕男女不交房租卻帶人霸占房子，還有宮廟想要強勢入主等等搞得我心力交瘁……別說賺錢了，光是應付外面世界的光怪陸離就嚇壞我這個小白兔上班族。此時才發現房東不是一般人幹的，正當我打定主意要脫手，卻發現隔壁間竟然急著脫手賠本好幾百萬賣出，這條商店街的實價登錄數字從此難看到我吐血三升。好不容易打起精神，重新找了可靠的仲介幫我過濾房客，偏偏就在這時我生病了，罹患了乳癌中最棘手的三陰性乳癌。

古人說好事成雙，衰事接二連三還真不是蓋的。我一邊化療，一邊上班，一邊帶小孩，還要時時刻刻煩惱那間不乖的房子。「腦公」的碎唸本來像月經一樣每月提一次，到後來幾乎天天提起當初我的錯誤投資。雖然「腦公」唸我，但他也不過就是心疼我們每個月辛苦賺來的勞動成果被房貸利息吃掉，直到後來我離開職場沒有固定收入之後，沉重的負擔也是他一肩扛起。「腦公」偶爾一想到又想開始碎唸我時，我趕快跟他說你看看人家李安導演的老婆也是支持著另一半的夢想十幾年，我們也要抱有夢想，結果「腦公」馬上苦著一張臉只差沒淚眼汪汪地問我：「妳該不會真要十幾年才成功吧!?」每天被這樣訓過來的我，竟然可以寫出多篇正向的抗癌文章卻還沒憂鬱症也真是奇蹟了。

如果人生重來一次，我絕對絕對不會投資十倍槓桿這樣恐怖的房子，因為人生根本不是渺小的人類自己以為的那樣。人生充滿變化以及危機，隨便一個疾病就打亂了我規畫好的人生方向，更不用說以前看電視新聞裡面家逢變故的人心裡無感，直到變故發生在自己身上才知道要害怕。沒想到我前半生靠著強韌毅力扭轉不可能的債務，最後還是栽在自己的貪心手上。雖然這間房子仍然死死地綁住我，但我總是要想辦法找出它的最大價值徹底利用，出生到現在老天爺給我的考驗何其多，也不缺它一個，這個教訓我乖乖吞下，為自己的莽撞付出了極度昂貴的學費。

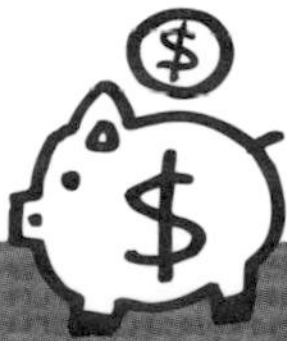

9 保險規劃 對病友家庭的實質幫助

生病後就是不斷燒錢的治療人生，這時「保險」就很重要了！

關於病友保險規畫的主題，我在接了無數場講座分享罹癌點滴的時候，曾經認認真真地分析給大家為什麼要宣揚保險的重要性。

第一，我不是保險從業人員，而且這輩子也當不了保險經紀，原因是我懶得看那麼多的條文，而且保險的規範密密麻麻，我自己也怕被騙，如果把錯誤的東西分享給信任我的人，那我會內疚到死。

第二，雖然陸陸續續有伯樂發現我與生俱來的名嘴潛能……咳！就是「一張嘴胡蕊蕊」的天分，也就在我準備要離開上班族生活圈的那時，有稍微試了一下朋友推薦的各類直銷說明，當時發現陌生人真的很容易因為我的好口才信任我，這發現讓我自己從一開始的興奮得意什麼都想賣，到開始兢兢業業深怕商品不如大家預期，最後如履薄冰之下結束掉很多產品線，除非自己長期試驗真的沒有問題才敢推薦。

也就是說我的責任心實在太強烈了，要不就是一頭鑽下去，忙到搞死自己；要不就可能因為把關不嚴格讓人失望，這樣我會更過不去自己心裡那一關。但在各種講座分享時，我以自己真正遭遇疾病、計算自己開始治療的花費、到真正理賠之後，審視當初少不經事購買的保單，整理出幾點真的很重要的理賠條件，不管購買哪一家保險產品，罹癌相關的一定要注意看以下這幾項：

1．實支實付決定了治療時的舒適品質

實支實付的意思大家一定懂，雖然買起來貴了一點，但通常一份有誠意的保單規

劃都會建議購買。不過別忘了魔鬼藏在細節裡，實支實付的「住院理賠上限」才是決定了治療期的你可不可以舒舒服服地過。

首先，實支實付要求有住院事實才滿足第一個理賠條件，也就是說如果你是門診打化療就沒得理賠了唷。這也是為什麼當我打自費的微脂體小紅莓還有卡鉑的時候，必須住院打針，一方面是針水住個院一天一夜慢慢滴對人體的傷害聽說比門診快速滴完來得小，再來就是所有自費的化療藥物都以體重計價啊（你們說傷不傷人）！

肥胖已經是地方媽媽一輩子的敵人了，沒想到化療時胖子還特地加錢，而且乳癌從頭到尾就是不會像電影裡演的那樣瘦不啦嘰，光是化療藥物紫杉醇打下去，所有人通通水腫個好幾公斤，想要藉此減肥還是省省吧！

所以實支實付的理賠上限就是關鍵了，出院結帳那張明細裡面可以理賠的有住院病房費用，還有自費的醫療（包括貴鬆鬆的化療藥）。就我自己的例子來說，我在台中中國醫藥學院附設醫院就診，他們的病房出名地貴，而且化療排隊的人太多，根本沒得挑房間。

經歷過一次相隔四週都沒排到房間的情況害我超級慌張，怕當時的癌細胞在身體裡偷偷長大，只好捏著大腿把預算拉高到VIP病房，住一天一萬多（住個兩天都可以機加酒來回日本了）。但無可奈何之下，還是必須以治病時機優先，而且我疑神疑鬼該不會住過一次VIP以後就排不到稍微平價一點的普通單人房了吧?!結果每次通知我有病房都是VIP，還一間比一間貴，我住院要那麼大坪數到底要幹什麼啦！住院最長的活動範圍就是點滴軟管和自動滴定機器的距離，躺在床上無比厭世數著這錢花得真心疼啊。

回到我的出院帳單，每一次的金額大約五萬元，剛好我年紀小不懂事的時候購買的保單實支實付理賠上限是六萬元，又剛好我是最棘手最難對付的三陰性乳癌，打標靶也沒效所以不用打，住院金額小於理賠金額真是好險好家在。但我建議實支實付的理賠上限要高一點比較安心，像我親友從前大腸癌打標靶每次八萬多，如果再不小心碰上個病房費貴的醫院，實支實付至少10～12萬比較保險。

2・一生病就理賠一筆救急款項的神奇保險金

我哭，我竟然沒買到這一項產品。它的名稱應該是「重大傷病險」，顧名思義當你符合條文上所規範的疾病或傷殘，只要確診就可以先領取一筆補助。這筆錢的重要性在於不管上述哪種治療都需要收集單據送給保險公司理賠部門請款，等待撥款的時間通常都幾週起跳，若手邊沒有現錢可以支付的人真的會瘋掉。

另外，因為治療衍生的許許多多款項，例如營養品的費用、每間醫院樓下又貴又難吃的膳食、每次住院或就診時的交通費停車費等等，各種雜支都在不知不覺中削弱你的荷包，如果有這麼一筆安家費，對遭逢巨變還來不及平復的家庭來說真的安心許多。

一臉「欠腳」（台語：精明能幹）的我千算萬算竟沒算到這項，所以當初化療開刀時儘管身體痛得要死，一想到嗷嗷待哺的小孩跟每個月比大姨媽還準時報到的房貸，只能咬牙上班撐下去，不敢休息養病去。

時常分享保險經驗後，陸續有很多保險業的朋友問我怎麼樣的產品對癌友的幫助最大呢？我首推這兩項給正在評估保險規劃的健康人試試看，至於已經生病來不及買保險的人，可以幫家人審視目前保單到底在生病之後實不實用。

3・家族成員一個都不能少

好友小雯從小就是家裡的健康寶寶，連生病感冒的機會都少，所以當她在二十歲出頭發現自己罹患卵巢癌的時候，全家人都驚呆了，因為她竟然是一家四口裡面唯一沒買保險的那個。全家爸爸媽媽姐姐都有完整的保險規劃，獨獨被漏掉的她就是中了健保大樂透的衰咖，造化弄人只能一路自己扛著。

好在小雯本身能幹、樂觀，用驚人的意志力完成了地獄型的化療以及開刀，現在仍然靠自己的本事在台南打拼時髦的飲料店。但押錯保險對象的不只她一件。摯友米小姐幫時常喊著身體不舒服的婆婆投資了高額長照險，沒想到買完保險沒多久，結果身體先出毛病的是平常硬朗的公公！看到這邊千萬不要以為我在詛咒天下的健康寶寶們，因為我們永遠不知道明天和意外哪個會先來，所以我給兩個女兒的保險規劃就是「均衡」，在有限的預算下兩個平均都買一點，永遠不要用到是最好的，但漏了哪個都會覺得很不安心吶。

挑選保險的原則就是：
保費要低、理賠能入袋

就我自己買過的實支實付整理優缺點給像我一樣不想多花錢又怕買錯重點的人。保險是門商品廣泛而且條文的字很小看久了很傷眼睛的玩意兒，依照每個家庭客製化才能最符合自己的需求，一定要找正派經營的保險公司詢問，別像我當時年紀小只會乖乖繳費，出事了都是自己戴著口罩假髮跑理賠流程慘兮兮。

實支實付的理賠項目

- 病房差額費用（例如普通病房升等成單人房或雙人房的病房費用）
- 醫療費用（主要理賠健保不給付的部分醫療費用）
- 手術費用（主要理賠健保不給付的手術費用）

實支實付優缺點比一比

優點

1. 保費低。
2. 理賠高。
3. 補健保不足。
4. 許多醫療相關重大支出費用都在理賠範圍內。

缺點

1. 大部分保險商品一年一約只到75歲，76歲之後只能靠自己的存摺啦。
2. 熱門商品推陳出新，買到停售的「藍瘦香菇」。
3. 門診手術付不付？
4. 部分公司收據只接受正本，不能領第二間保障坐享齊人之福。
5. 通貨膨脹吃掉總限額，換句話說就是生病了才知道買太少。

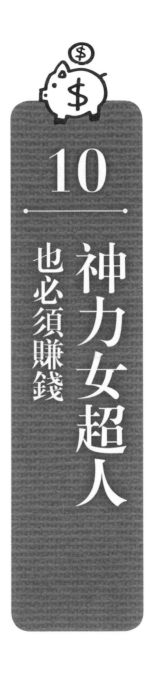

10 神力女超人也必須賺錢

或許稱不上女神，但可以叫我「神力女超人」。

把自己比喻成神力女超人是有那麼一點不知羞恥，畢竟外觀差異擺在那兒，不管怎麼重新投胎都不可能擁有那神仙顏值和不科學的好身材，但有一點可以拉近我與神力女超人的鴻溝，只要是人都需要吃飯喝水，誰也不能真的無欲無求，即便是抗癌成功也必須回到職場繼續賺錢養家。不安於現況的我執意走出一條不一樣的路，經過三百多個日夜煎熬，每當清晨要離開被窩起床上班開始忙碌的一天，就會冒出不想上班這樣的念頭，而每個月公司發錢又會在大吃一頓犒賞自己之後，深深感到能領薪水是一件好幸福的事。要下定決心離開自己待了十幾個年頭的科技業舒適圈，真的不是一個容易做的決定，但我依然義無反顧地拋棄原有的人生道路，前往一個自己完全沒有把握、沒有前輩可以依靠、沒有固定安家費可以揮霍的創業路。

「腦公」與我原本是家裡的兩根一樣粗的經濟支柱，如今我抽身而出還時不時需要靠「腦公」接濟。隨著時間過去，「腦公」也逐漸失去了信心，認為一把年紀的我不可能創出什麼名堂，直到我出書後在簽書會或各大講座侃侃而談。「腦公」也從來不曾參與我的作家之路，縱使我心中的事業藍圖並不止於此，但每一項環環相扣，若拿不出點成績，連我自己都難以被說服。這樣的挫折對於一個創業新手來說是相當消磨心智的，習慣被人依賴、樂於分享的自己，突然變成伸手牌的角色令我相當難受。經過一年的創業探索期，我把部分投資報酬率相對低的項目冷凍起來，這些項目的遠景依舊大有可為，但由於以下幾點因素，創業對於地方媽媽來說仍然太不現實：

1・網購一條龍，賺不到錢先賺「累」

網路上有很多「團媽」利用揪團享折扣的方式賺取商品差價，一開始由於幾乎零技術、零門檻，我也試過。經營了幾個月之後，發現部分的團購商品必須由團購主分開包裝再分別寄送，受到空間限制只能在自己熟識的地區內揪團，一旦量做不大，能夠賺取的利潤就非常有限，再加上因為沒有正規的廠商通路，許多人手上的商品重複並且淪為價格戰，看著拍賣網站上面標示個位數的金額差價真令人心酸，賺不到錢先賺「累」。

2・號稱不用開店，自己就是微電商，等著人脈受傷

因為我自己化療期使用了輔助營養的保健品，加上「一張嘴胡蕊蕊」的誠懇口才，分享商品對我來說易如反掌，但不是每個人都適合表達自己，遇到害羞內向的夥

伴就必須督促他們上課學習新知。找他們去聽比自己優秀的人分享本來是好意，但逐漸發現味道走鐘（台語：走樣），身為一個就連癌症手術當天頭腦都異常清醒的女漢子，實在無法真心融入聽起來滿滿話術的講座，鼓勵夥伴去上課的我也感到相當愧疚。商品還是一樣的好商品，但在那謎之會場裡有數次都好想跟身邊的朋友表明心跡，千萬不要因為詭異氣氛而疏遠我啊。

抓住個人品牌的經營重點

有個專職做電商品牌開創的高階經理人跟我分享過，網路時代要做個人化的電商必須掌握住兩個關鍵因素——「溫度」與「信任度」。

以臉書社團來分析，如果一個臉書購物社團內的有效社員有五千人，一個人算5萬的薪水，可以視為這社團有2.5億／月的可支配所得。購物社團的經營者只要保證訊息通知得到消費者，若能夠抓住這五千人族群的需求1％，對於個人經營的創業者來說就會是一個很可觀的生意。

那麼打開通訊軟體，購物社團多不勝數，要如何拉攏陌生網友與自己的社交圈進而開始社群商務呢？首先必須持續讓社員們願意和你有互動。舉臉書社團的例子來說，根據軟體的計算程式，沒有互動的網友們會逐漸看不到你的訊息，所以隨時用有趣的貼文或是商品討論來保持互動率是非常重要的。而且商品的選擇必須做出市場區隔，重點還有不能再一條龍式地把屎把尿照顧到家，尋求公司總代理以及有強大售後服務的商品是關鍵。

再來就是持續增加有效會員並且分類出自己購物社團的屬性，精準地呈現社員們會有興趣的商品。其中最重要的一點就是前面提到的社團黏度，當個人品牌信任感經由商品交易逐漸建立起來之後，要保持這樣的好感度比一開始摸索時期還要有難度，社團偶爾因為物超所值的好商品爆單衝高營業額不稀奇，能夠持續並且穩定的營業額才是每個人經營購物社團夢想。

創業不是人幹的，但總會讓人熱血沸騰

生病以前的我非常在意別人的目光，若沒有完全的把握根本不可能大膽嘗試，雖然再三強調創業路很辛苦，可一想到那是自己的事業就會原地滿血復活，休息好了再出門被砍幾刀、背上插滿了箭，療傷之後依然可以充滿幹勁。

現在我正在規劃完全沒有跨足過的領域，除了作家、購物社團、媽媽和老婆的身分之外，我腦中又不斷有新的主意，雖然一轉頭依然會看到「腦公」皺著眉頭冷哼一聲，但，人生若沒有夢想，跟鹹魚有什麼分別，是吧？

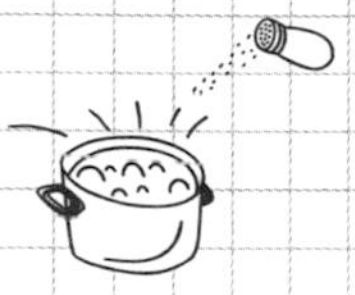

經營個人品牌社團的重點

重點1

掌握「溫度」

持續讓社員們願意和你有互動，隨時用有趣的貼文或是商品討論來保持互動率。「抓住眼球就是提高下單的成功率」。

重點2

掌握「信任度」

口耳相傳的失敗購物經驗可以讓個人網路購物看到生命的盡頭，有本事讓人回購才是王道！

重點3

掌握「商品獨特性」

商品的選擇非常重要，一定要做足功課，並做出市場區隔。小賣家玩不起削價競爭這遊戲，最後往往落寞出局。

重點4

別再「一條龍式」顧到家

尋求公司總代理以及有強大售後服務的商品才是關鍵。不執著於店鋪的大小，也不追求拉哩拉雜什麼都賣的個人百貨，能活在客戶手機裡「我的最愛」頁籤才走得長久。

重點5

抓住「商品客群」

持續增加有效會員並且分類出自己購物社團的屬性，精準地呈現社員們會有興趣的商品。

重點6

建立「顧客黏著度」

永不漏接的商品問與答、新奇好玩的新商品討論熱度、還有時時分享有趣的貼文都可以產生歸屬感和顧客搏感情。

Part 2

親子篇：地方媽媽「馭」娃記

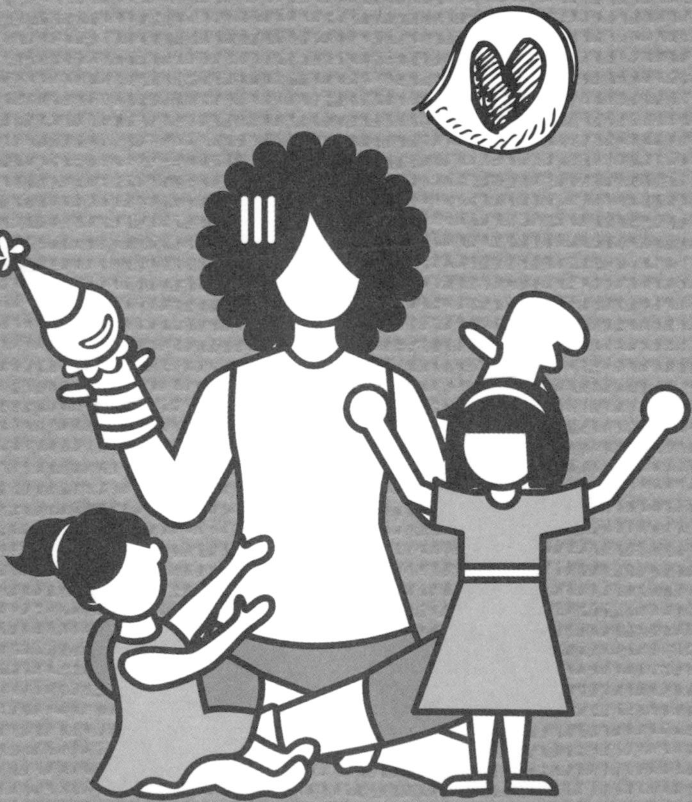

1

搶著扮黑臉的父母

我愛我的女兒們，她們是我抗癌的重要動力。

我有兩個女兒，大女兒乳名妞妞，小女兒綽號小宓，兩人相差2歲。人常說生女兒貼心，尤其兩姐妹可以互相陪伴談心，但鬧起來可不是開玩笑。我愛她們，但我也很常隨時隨地上演河東獅吼，我要強調會吼小孩不代表就是壞媽媽（不過在外面吼小孩這種戲碼，隨著偶爾會有熱情網友傳訊息給我說剛才在哪裡看到我們一家人出沒而收斂很多。）地方媽媽我本人也會擔心網路時代，自己不小心罵到忘我，會被錄下來放上爆料公社公審。

在讀了很多國外媽媽如何教小孩系列文章之後，我決定不用超高標媽媽守則折騰自己，就如同嬰兒界有分天使寶寶與惡魔寶寶一樣，有的嬰兒不用特別哄也可以好吃好睡，就是正港的天使寶寶，而惡魔寶寶不管你花多少錢買嬰兒界的iPhone小海馬、口水巾、小玩偶等各種網紅親子部落客推薦的哄小孩道具，依然哭到爸媽神經衰弱開始懷疑人生。

好不容易熬過傳說中最辛苦的前三年，卻發現自己好不容易拉拔大的倆閨女特別調皮，人話講不聽，放下地也抓不住，明明是女生卻比男生還常做危險動作，是升級版的兒童界小惡魔來著。這時候還用德國媽媽、荷蘭媽媽等外國媽媽那套和小孩溝通講道理的方式根本不管用！當你壓抑住正要暴怒的情緒想試著說道理的時候，小鬼們已經甩開你握住她們的手到處亂跑，怕闖禍的爸媽只能一邊大聲咆哮，一邊像狗追飛盤一樣緊緊盯著前面爆走的小怪物，準備隨時把她們一口咬得緊緊的叼回身邊，然後繼續上演著掙脫小手、再次抓回來的戲碼。去公園大草坪遛小孩何必要帶球球和風箏這些玩具咧？你追我跑一個下午就夠讓爸媽厭世的了。

每當我用上面這段情境形容給涉世未深的少女們，循循告誡她們千萬不要輕易生小孩時，總有迷途羔羊睜著大眼問我：「銨銨難道不愛自己小孩嗎？」NO～每個人都有與生俱來的個性，和另一半共組家庭會為了婚姻磨合，生了孩子之後開始習慣凡事以小傢伙優先，夫妻雙方各自捨棄自己的愛好，為了守護孩子們平安長大而妥協。

可是，縱使習慣可以被重新培養，個性卻沒那麼容易改變。脾氣暴躁只是與生俱來的個性，並不表示對小孩子的愛會少一分吶。拿我來說，只要是工作相關的事情我可以精力充沛，滔滔不絕一整天都不嫌煩，但是回到家裡，我就是個躲在蠶繭中的懶蟲一隻，如果可以，我一句話都懶得講。這種行為單身的時候沒問題，就算結婚了和另一半各做各的事不囉嗦也沒關係，可偏偏和小孩相處真的太需要動口了，尤其同一件事短時間內我竟然必須講第二次就一股子煩悶上心頭，只要有人硬逼得我必須重複第三次，肯定會伴隨著獅吼了。

可小孩子是個什麼樣的生物呢？如果用吼的她們就會乖乖聽話，那肯定就不是人類小孩，是善解人意的AI智慧機器人了吧！吼著吼著我臉上的法令紋就深了，嗓子也粗啞了，往往剩下媽媽一個人在原地崩潰著，當事人小朋友依然我行我素。想要好好講道理行不通、大聲罵竟然不會怕，令人不得不稱讚一句小小年紀膽識好。而江湖傳言「生一個太少、生兩個恰恰好」，聽說熬過前三年之後兩個孩子就會自動玩在一起不用大人費心，這根本是世紀大騙局！

一個調皮搗蛋已經令人抓狂，兩個一起亂的時候，媽媽的怒氣條分分秒秒都在滿格的狀態。爸爸的怒點更低，一個家庭裡通常會分配著黑臉跟白臉，可是我們家裡怎麼都搶著當黑臉!?

「馬麻我愛妳」是通關密語

女兒做壞事前後，標準口號就是「馬麻我愛妳」。

當我還是新手媽媽的時候，聽到孩子們這樣說，會激動到拍下照片上傳社群媒體，然後大肆抒發感動的心情。就在我收拾過無數個到處搗亂留下來的爛攤子，發現這句話背後的意義是向我打聲招呼「媽，我搗蛋了別生氣喔」，已不像情竇初開的媽媽們感動地回覆「寶貝，馬麻也愛妳」，而是很自動地在前面加了一句講了也知道其實沒多大用處的「如果妳乖乖，馬麻也愛妳」。每天都像諜報戰一般，在對自己內心喊話要當個溫柔的媽媽，接著小怪物們開始搗蛋，講了兩次不聽終於讓我爆發怒吼的第三次。

敵營丟出一句馬麻我愛妳，此時爛攤子也差不多收拾乾淨，把敵方人質抱上大腿循循善誘「下次要乖乖聽話，才是媽媽的好寶寶」，接著互相碰碰臉頰摟摟抱抱，隔岸觀虎鬥的「腦公」嘆為觀止地問我是不是精神分裂，幾分鐘前才吼得五官都歪了，下一刻又和小孩膩歪在一起。我恨恨地瞪著置身事外的把拔，如果可以當貴婦，誰要當潑婦啦，哼！

2 虎媽兔爸

我是個僞單親媽媽，常常在家一打二。

「腦公」長期在外地工作不住在家裡，長年的偽單親生活最常跟兩個小孩近身搏鬥的還是媽媽我本人，所以爸爸自然而然地轉換成受歡迎的聖誕老公公模式。從爸爸出差離家的週一開始，兩個小的就不停問我「明天星期幾了？」「爸爸什麼時候回來呢？」問到星期五的時候還叮嚀我要提醒他們爸爸可以回家了。

出差回來的爸爸會演慈父，帶她們吃餐廳逛逛街買小玩具玩得不亦樂乎，可惜期望中父慈女孝不要來煩媽媽的畫面總是特別短暫，回家之後還是媽媽負責帶她們寫作業、洗頭洗澡、哄公主上床。久而久之每天盯著她們吃飯睡覺寫作業的媽媽成了虎姑婆的代表，而爸爸就是孩子們心中和巧虎有同樣崇高地位的偶像。

但很奇妙的是，不管媽媽平常表現出來的脾氣有多暴躁，當小孩身體不舒服或剛睡醒還有起床氣要人哄的時候，總是黏著我不放。多麼希望這種棘手的時刻她們去纏著爸爸，那我就輕鬆了，可惜小老虎們都是人精，總是把媽媽吃得死死的。

還好兔爸非常識相，不會在我教導小孩的時候發表意見，虎媽我全身上下最硬的就是心腸，不會因為心軟而遷就小孩的耍賴行為。玩具玩完不收好，虎媽就會整箱直接丟掉；洗澡時間東摸西摸胡亂玩水，虎媽會直接轉身走人讓她們自己學著沖水抹泡泡；惡意玩弄食物就整碗端走只能看著其他人吃，就算肚子餓也要忍耐到下一餐才可以！

長輩總是看不過眼覺得我當媽太嚴厲，她們只是孩子啊?!但難道大人的時間就活該被浪費嗎？且「花費時間教導孩子」事小，誰教我是親媽，只能一邊捏著大腿一邊循循善誘，重點是若不教好她們，以後出門在外給別人添了麻煩，那可是沒有人會像爸爸媽媽這樣包容她們，再給她們一次機會的。

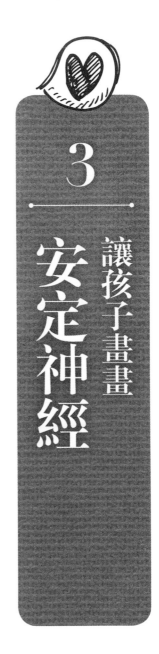

3 讓孩子畫畫 安定神經

雖然我是虎媽，但女兒這兩隻小老虎也不是省油的燈。

雖然家裡兩隻小老虎長得甜美可人，一副騙盡大人寵愛的萌樣，很多人無法理解媽媽到底有什麼點好生氣的，在外人看來漂漂亮亮的小女孩怎捨得罵她們？

說到這個媽媽我也是一肚子悶虧，懷疑到底是小孩都這麼調皮呢，還是我要求太高該檢討？喜歡安靜的我對於旁邊的各種噪音特別無法忍受，大女兒就是個噪音發射器，只要有她在旁邊就會不停動來動去製造出各種聲音，再搭配突然high起來的大叫，時常被她搞得我精神衰弱。而且很可怕的是小孩好似沒有羞恥心，不管怎麼板起臉色來都罵不怕，嘻嘻哈哈個不停我真的覺得極度挫敗。

後來我想到一個發洩她過剩精力的方法，就是讓她「畫畫」。不僅僅是讓她自己動手畫，也讓她看許許多多網路上畫畫教學的影片，人物主角當然要選擇她感興趣的卡通明星等等。雖然一開始她還是非常躁動，一邊畫畫她的腳還邊蹬來蹬去，被她時不時踹到都會升起一把無名火，但畫畫真的有緩和和沉靜下來的魔力，如果忽略不計客廳茶几還有沙發上彩色筆的痕跡，畫畫真是個讓孩子發洩的好方法。

但她無法專心的毛病在上學這種團體活動中就很容易被凸顯出來，老師打來報告她今天又出了什麼包的這種電話連我都接到怕了。從小班到中班的各種奇葩事蹟都令我懷疑到底在醫院有沒有抱錯小孩，爸媽臉皮都超薄的怎麼會有這麼……放飛自我活在自己世界的基因。而且還會欺負同學，讓我在學校舉辦的親子活動中看到對方家長都無地自容了，明明生了個雙魚座的女兒，怎麼在學校會是個大魔頭，說好的軟軟甜甜的萌妹子哪裡去了？

4 親子律動課，大人小孩「動次動次」搏感情

成爲「假日父母」往往是不得已的選擇。

若家裡的虎媽天天河東獅吼，不管與生俱來什麼樣的感情，肯定很快就會消磨下去。雖然在生小孩前我自己因為單親家庭的緣故，對於該如何教養小孩非常沒有信心，又加上工作關係，即使大女兒小曦出生才三個月，我也為了工作離鄉背井，做了兩年多的假日父母。當我假日接大女兒回家時，她那一副被陌生阿姨帶走的驚恐表情，還有死死抓住阿嬤家的門框不願意上我車的模樣，讓我開始心慌了起來。但兩夫妻都在外縣市工作且工時很長，而且我認為這世上除了阿公阿嬤之外，不會有人比父母更愛自己的小孩，所以還是狠心維持了假日父母的模式。

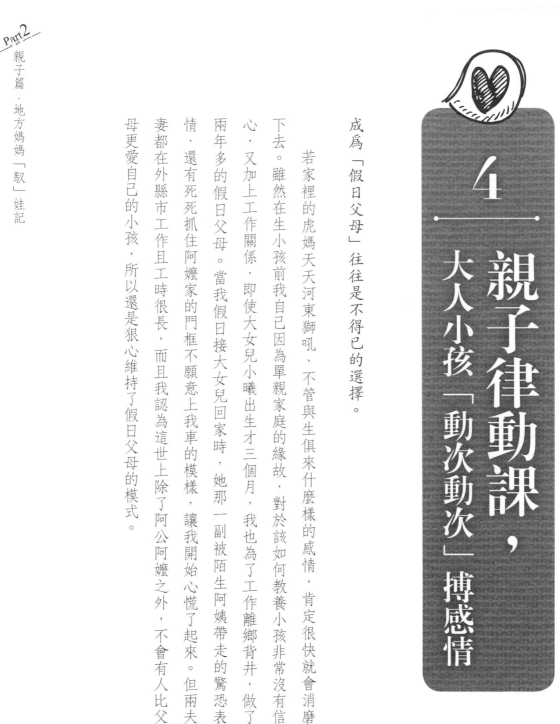

後來我發現由於愧疚感以及距離產生的美感，我跟「腦公」對孩子有求必應，不小心把兩歲女娃兒越寵越驕縱，當她做錯事時，我若板起臉來她就吵著要回阿嬤家，根本不把爸爸媽媽當一回事。也正因為如此，我決定報名每個週末上午的親子律動課程。

所謂「親子」律動，當然不是把小孩丟包舞蹈教室接著拍拍屁股走人就好，顧名思義就是要大人小孩一起動啊！這個課程一方面讓孩子進入對她來說完全陌生的環境，身邊最熟悉的只有媽媽，會下意識地想要親近和依靠之外，另一方面也讓她提前和其他小朋友互動，去除一些被家裡人人寵出來的嬌氣。雖然當時已確診乳癌正接受治療，但我堅持小孩原本的生活不應受到影響。每到週末我都開著車準時九點前陪小曦去上課，除了剛換新藥紫杉醇的第一週被副作用整得慘不忍睹而請「腦公」代打出場之外，其他時間完全由我親自上陣。

親子律動這種親子課程其實很折騰陪同的家長，又剛好那時我正在和疾病對抗。拖著治療中的病體「動次動次」，老身根本跳不起來，有幾次動作太大，媽媽我假髮都差點歪了。但看著大女兒在將近20堂課下來性格上非常明顯的改變，除了懂得聽老師指令和媽媽一起做遊戲和運動，光是看著她終於學會如何正確排隊，而不是緊緊貼在前一個同學背上，或是站得歪七扭八不成隊伍，就覺得好生感動，這錢花得精準不浪費。

5 隔代溺愛太可怕

每次看到我媽寵孫，都很想說：「媽，妳以前不是這樣對我的吧～」

當爸媽的一定很有感，教導小孩的時候最忌諱旁邊嘰嘰喳喳的各種干擾聲音，尤其是自己的爸媽總覺得我們對待小孩太過嚴格，怎麼不說想當年我們成長階段長輩們哪有這樣好聲好氣的啦！

說到這就一定要提我媽，她溺愛小孩已經到令人髮指的程度。水果只咬一口就放著不吃有什麼關係？躺在地上吃餅乾掉得滿地屑屑，大人再整理就好了哪有什麼關係？老師打來說小孩犯錯要請家長協助改正，肯定是老師偏心，小孩子皮一點有什麼關係？

我連多費唇舌解釋都懶了，因為小孩子就是天生內建「西瓜偎大邊」雷達的生物，非常會看眼色求保護。好險我們家是單純小家庭，沒有跟長輩住在一起，不然離家出走的肯定是我。

為了防止兩個小孩一路驕縱下去，我開始實行「好寶寶自己負責計畫」。雖然大女兒才五歲，我已經教她學會自己刷牙、洗頭、洗澡，以及晚上睡前自己穿好尿布和睡衣。一開始她當然做得不好甚至也很不願意自己動手做，這時候小孩天生的競爭心態就可以好好拿出來利用一下了。我轉頭先教兩歲多的妹妹自己洗澡，就算邊洗邊玩幾乎還是我在洗也要製造妹妹好棒好厲害的假象給姊姊看，激發她也要把事情做好不能被妹妹比下去的羞恥心，幾個月之後果然自動自發喊著要自己洗澡。

學會自理的第一件事可以訓練成功是很重要的一步。我曾經看過一部日本電影是媽媽生病知道自己不久於人世，於是便開始訓練幼稚園的女兒洗衣煮飯還有照顧爸爸的生活，當個小女主人撐起這個家。電影當然是拍得很催淚感人，還記得當年鐵漢如我一看到預告就噴淚了。雖然我並不覺得自己和電影中的媽媽角色一樣，總是用交代後事的出發點來訓練孩子快速成長，但就如同經典名言「明天和意外不知道哪個會先來」，身為媽媽能給孩子的禮物，比起用錢買來然後一轉眼就喜新厭舊到處亂丟的，給孩子終身受用的禮物不是更棒嗎？

6 女兒怕我死翹翹

生病那年，大女兒兩歲，小女兒才幾個月大。

我一直以為兩個孩子還太小，無法理解媽媽曾經大病一場，一夕之間變成光頭中年男子的過去，也從來不在意地在她們面前和「腦公」抒發苦惱和恐懼，若不是某天從幼稚園接女兒放學時，大女兒在車上突然問我：「媽媽有癌症快要死掉了嗎？媽媽跟老姥姥還有阿祖一樣會去天堂嗎？」嚇得我差點被口水嗆死。

我呸！好端端的突然被親生孩子詛咒真是無妄之災，趕快抓緊機會來個教育時間。我不假思索地回答：「媽媽現在不會去天堂，但如果妳們兩個不聽爸爸媽媽的話，媽媽會活得很傷心唷！」正想著我好機智，隨時把握各種教育小孩聽話的哏讓她們乖乖的，沒想到大女兒下一句話接著說：「媽媽和阿祖一樣喜歡吃白色的雞（拜拜用的三牲供品）嗎？我跟爸爸會拜給媽媽吃。」接著擺出一副「我很乖、求摸摸」的無辜表情，讓我凝聚了真氣的大掌只能緊緊捏著方向盤，以免一時走火入魔誤傷了路人。

後來看了聯絡簿，才發現原來是幼稚園正在教清明節的知識，等到了清明連假時，我也帶了兩個女兒一起去我的外婆長眠之地，也就是她口中的「老姥姥」睡覺的天堂掃墓。因為我外婆是天主教徒，不與拜拜這些事，所以大女兒很困惑怎麼沒有準備白色的雞，再度問我：「老姥姥不吃雞嗎？」

我覺得宗教和生死的問題太複雜太難回答了，正想隨口敷衍兩句時，大女兒竟然還是很關心媽媽去天堂的時候要吃什麼，跟我說：「如果媽媽不喜歡吃雞的話，叫爸爸準備著條好嗎？」

我想，我真的要被孩子的「孝順」氣死了，哈哈。

7 撒嬌的女兒最好命

「腦公」不可侵犯的底線就是女兒們。

在得知我懷孕時，他曾經對著神明許願，希望腹部超音波照片裡那個小黑點是女兒，還很貪心地向神明要求，孩子要跟我一樣是雙魚座的女孩兒。等到從小就是高需求寶寶的大女兒越長越大，漸漸顯露出雙魚座的瘋狂本性之後，「腦公」鄭重地第二次向神明許願再賜給他一個女兒，但千萬別再來個雙魚座，不然他會被搞得神經衰弱。神明大概聽到他的心聲，果真來個處女座的小女兒遂了他的意。要是早知道他許願這麼靈驗，我就會制止他浪費願望，應該要許願中樂透或是刮刮樂才對。

「腦公」平時對自己挺苛刻節儉，熱愛逛街的他就算看到喜歡的東西，也會想著是否符合實用的一百種理由，藉此降低購物慾，可只要是兩個女兒想要的東西，基本上從來沒有拒絕過。往常虎媽我本人牽小孩逛街看到兒童區都會刻意繞道而行，以免小孩耍賴不走，就怕一個不小心被被網友捕捉到我潑婦罵小孩的驚悚畫面，但「腦公」這直線條生物，就很容易被兩個女兒一前一後拉著走進媽媽設下的禁區。

雖然對於爸爸樂於滿足女兒們的小確幸感到可以理解，看著兩個女兒得到禮物之後開心地向爸爸撒嬌這畫面也不忍心打擾，但好想提醒「腦公」，平時叫她們親爸爸一下都面露敷衍，女兒們想要得到禮物所以「有禮物才撒嬌」，殊不知平時在家裡，就算因為調皮讓媽媽罵得狠了，兩個小人精也會使出渾身解數賣萌撒嬌，小孩兒的撒嬌是最不值錢的玩意兒了啊，只有爸爸才會被女兒騙！

8

女兒是公主，老婆是巫婆

「女兒是爸爸的前世情人」這句話眞是一點也沒錯。

每當時常出差的「假日爸爸」週末回家，看到形象有如河東獅吼的媽媽，還有明明調皮搗蛋卻把天真無辜演繹得絲絲入扣的女兒們，總覺得他的天使寶貝們受到了欺負。一邊是充滿膠原蛋白的澎皮小臉，一邊是因為吼叫碎唸長出法令紋的大嬸，誰勝誰敗毫無懸念。如果忽略不計被小手塞到沙發椅墊中間的食物、拿著彩色筆隨處塗鴉的痕跡，還有撕碎一地的紙屑跟殘破的玩具，連我都要以為自己是十大惡人之首，怎麼忍心罵這麼可愛天真的小女孩。

日本漫畫家柴門文1988年的經典大作《東京愛情故事（東京ラブストーリー）》

就教過我們男女相處之道。第一次看這部片的時候我才10歲，當時百思不得其解，為什麼永尾完治最終捨棄開朗又獨立的赤名莉香，轉而和一直沒啥存在感，卻又時常在關鍵時刻把完治叫走，導致男女主角產生誤會的關口里美結婚呢？

如今到了三十幾歲，我才恍然大悟，小時候覺得黏黏纏纏、動不動就流淚給男生看，個性非常討厭，明明有了江口洋介當男友，理論上應該死而無憾的關口里美，卻還是深深吸引著永尾完治，讓他無法棄之不理，關鍵就在於關口里美一直不停地釋放出「被需要」的感覺啊！

千萬不要小看「被需要」、「被依靠」這兩招的強大威力，不管男女老幼，親情愛情通通適用。就算對方才是錯比較多的那個，但是人性會不自覺地同情弱者，就算媽媽再怎麼站得住「理」，只要一猙獰了便是錯的。同理可證，就在「腦公」第N次趁女兒們睡著時用一種看著邪惡巫婆的眼神對我說，可不可以不要再讓他聽到我罵小孩，這樣會讓他心裡非常難受時，我真想打包兩個小孩送到他身邊，換我當「假日媽媽」，一定可以達到人人期望的溫柔婉約。

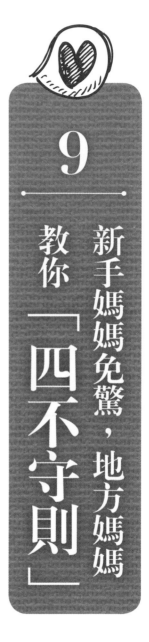

9 新手媽媽免驚，地方媽媽教你「四不守則」

生孩子不容易，養孩子更是挑戰。

縱使我時常嚇唬身邊的朋友不要輕易踏上為人父母這條路，還是有很多天真少女們懷抱著推著進口娃娃車，穿梭在各大時尚百貨商場，一邊吹著冷氣一邊用手腕控制著輕巧滑順的輪子，在自以為路人驚艷欣羨的眼光下，一手拿著星巴克享受著時尚辣媽的虛假氛圍。

俗話說得好：「不要讓貧窮限制了你的想像力。」上述場景是貴婦和女明星的標配，後面跟著收拾打雜的能人巧手，媽媽們才能呈現彷彿名人街拍一般的時尚感；而事實上大多數的媽媽們光是從悶熱的地下室停車場把嬰兒推車從行李箱抬出來就累得滿身大汗，彎下腰組裝推車的過程內衣肩帶還頻頻滑落，一邊伸手進去把肩帶扶正，還得要一邊把揹在身上裡面有一大半不是裝著自己東西的側背包往後甩，以防至少五公斤的包包往前傾勒死自己。

甩包包這動作養成習慣之後還會一不小心連奶都甩了，經年累月之中長輩外擴還不自知。狼狽地架好推車之後趕緊打開車門把裡面等得不耐煩，開始魔音穿腦的小祖宗抱到推車上固定好，這過程免不了被拳打腳踢挨上幾腿，若運氣好沒有被印上腳印，也可能躲不過吃得油膩膩的小手在妳身上摩擦。

所以若看到媽媽們帶著小孩出門在外身穿淺色衣服只有兩種可能，一種是警覺性很高而且身手俐落，可以在敵軍一出手就立刻化解的老手媽媽，另一種就是傳說中後面有跟著暗衛可以隨時化解危機的貴婦媽媽。

貴婦媽媽不用教戰手冊，但地方媽媽非常需要，尤其是生完小孩發現理想與現實的差距早已超越中央山脈那麼寬，實在很需要過來人提點一下，以防萬一產後憂鬱發作到小孩大學畢業都無解。以下分享地方媽媽必知的「四不守則」：

1．不要被小孩牽著鼻子走

爸媽該做什麼就做什麼，小孩是妳們決定要生的沒錯，但不代表下半輩子只為小孩而活。很多爸媽自己享樂的時候會產生罪惡感，甚至遺忘了電影院和KTV那些略帶點霉味又充滿著令人嚮往的興奮味道。找好托嬰或育兒的對象，暫時輕鬆個一下午，和另一半約會培養點感情，以免每天為了小事爭吵忘記回補生命值，婚姻都被吵掉了。

2．不要被網路文章牽著鼻子走

關於親子育兒某些過度美好的網路文章的可信度就跟寫著100％果汁還原，但喝起來跟現打果汁就是兩回事那般的真真假假讓消費者無法分辨。除非果汁廠商被踢爆作假，否則大家也就說服自己果汁就是那樣的口感，有不對勁一定是自己喝錯不是果汁的錯，可偉大的至聖先師孔子早在西元以前就說過了，人都是個體，哪能用同一套方式教所有的人？

運氣好生到天使寶寶，隨便放養都不用太過於擔心，若家有高需求小孩卻硬是照著還原果汁教法，難保不會兩敗俱傷。這杯果汁是從自己肚子裡榨出來的，順著心意好好溝通，不要額外添加物，果汁還是天然的好啊！

3・不要被敲邊鼓的親友牽著鼻子走

親友的建議就當都市傳說聽聽，不可盡信。我有一位母愛與母乳同樣氾濫的朋友，因為身旁親友不停勸說以及鼓勵追奶，導致她生完小孩後人生的成就只剩冷凍庫裡母奶冰棒的數量，不能享樂，不能打扮，不能做一切妨礙她擠母奶的活動。小孩早已喝不下，還把母乳冰棒分送給別人，搞得自己面黃肌瘦外型邋遢。直到我和一位中醫不約而同點醒她這樣擠奶隨手做肥皂已經沒有意義，而且還對自己的身體沒有好處，小孩夠喝就好，不然擠太多又不懂得補充母體營養，會老得快。聽到我們這麼說，她才恍然大悟，趕快停止買新冰箱的瘋狂行為。

4・不要被廠商嚎頭牽著鼻子走

雖然當媽之後真的會忍不住大肆採購小朋友的用品，尤其是各種看似很普通的玩意兒，總有各路網紅背書這絕對是跨時代的育兒神器。我剛當媽的時候也曾陷入刷卡迷宮裡走不出來，但理科媽媽很快地發現，一件很普通的衣服只要做得小一點就會不自覺地認為可愛，所以很多童裝不是真的可愛，只是尺寸上的障眼法，買到剁手的媽媽們要清醒一點啊！

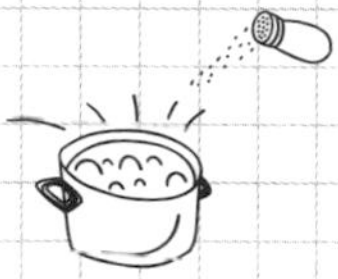

新手媽媽的「四不原則」

原則1

不要被「**小孩**」牽著鼻子走

不要因為當了爸媽而放棄做夫妻，家庭最初是因為夫妻有愛才結合繼而有了小孩加入。為了遷就小孩而委屈自己的人生，孩子長大也不會覺得比較「感恩蛤」。

原則2

不要被「**網路文章**」牽著鼻子走

每個孩子都是不同的個體，沒有同一套適用所有人的教養方式，走火入魔地幫自己小孩貼上專家分類好的某某寶寶，也無法照著樣板養小孩。網路的金玉良言可以分享、可以去蕪存菁拿來試試看，但別被實驗的結果左右親子之愛。

原則3

不要被「**親友**」牽著鼻子走

親友的良善建議可以帶回家，只要有透露出一點點看似為妳好，但其實本質上有比較、分化的那種就可以留在門外慢走不送了。人總會下意識地把跟自己有關的事物放入比較的天平，任何「聽說誰誰誰如何……所以妳應該也要怎麼做」，這種無聊對話可以整篇刪掉別佔腦袋的記憶體啦。

原則4

不要被「**廠商噱頭**」牽著鼻子走

這一點身為熱衷於幫兩個女兒打扮的老母我也深受其害，因為地方媽媽太怕誤踩到地雷會吃虧，所以凡事養成網路搜尋開箱文的習慣，一時不察很容易失心瘋跟著手滑下標其實沒那麼想要的東西。喊+1的那一瞬間熱血沸騰，月底帳單來又恨不得剁下手指哭喊下次再也不敢了，十次裡面能有五次清醒著離開購物車結帳頁面就算抵抗成功了。滅火祕訣就是「想要？需要？必要？」在心裡默念可以助你離開萬惡的刷卡現場。

Part 3

夫妻關係篇：

地方媽媽與「腦公」

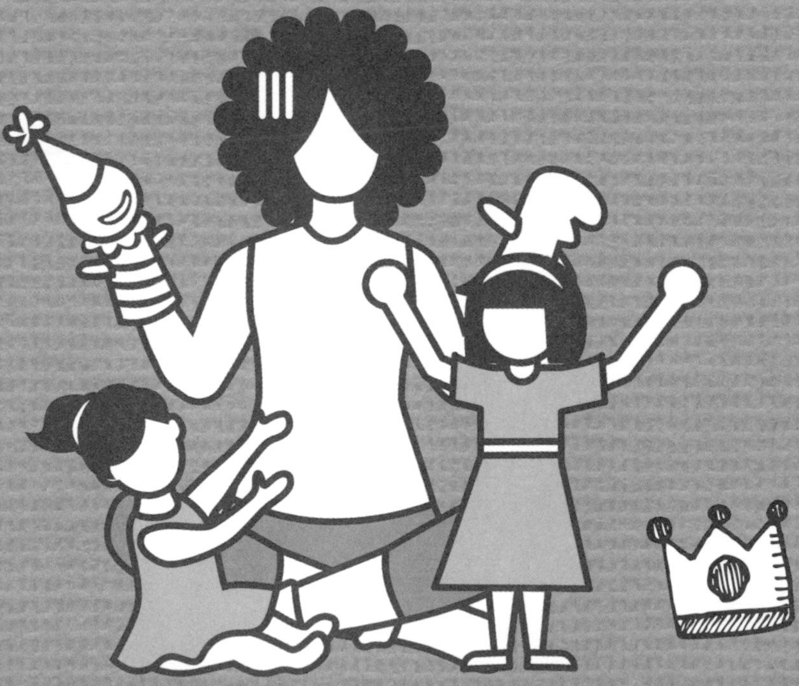

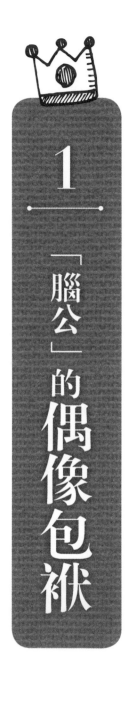

1「腦公」的偶像包袱

咳咳，進入這主題前，我要先聲明——我的「腦公」是個偶像包袱非常重的人。

他有著令他從小到大都非常困擾的自然捲，青春期正是愛漂亮的年紀，濃密厚重的捲髮更讓他天天抬不起頭來做人。直到和他交往之後，我不只一次提醒他現在科技很發達，有個東西叫做離子燙，是普天之下捲毛兒的救星，但他的原則非常奇妙，他認為離子燙用外力把頭髮拉直就像整形一樣不是原裝的，而且他看過燙過離子燙的人，頭髮直直的貼著頭皮一看就是整過，不管我怎麼勸說他去一趟時髦的髮廊看看現在設計師的厲害都徒勞無功。

像我雖然也愛漂亮，放假時刻就算戴著口罩頂著素顏出門買東西也沒關係，但是

「腦公」非常注意自己的形象，就算在自家社區樓下的跑步機上慢跑也要抹上髮蠟，明明跑完就要洗澡根本沒人在意他的頭髮，他也要防著若不小心被鄰居看到他的頭髮以後該怎麼見人，更不用說請他收個包裹或買個早餐，都會用他的頭髮還沒有準備好而拒絕。

明明不是偶像卻自己揹了個包袱，這模樣也完全展現在陪我住院的時候。還記得我在醫院過夜時，每到時間定點有人推門而入量血壓、調整點滴、甚至只是收個垃圾，「腦公」一聽到走廊傳來的腳步聲，就立刻拿毯子蒙臉蓋住整個頭，直到人家做完正事離開才安心露臉。相比之下我在醫院裡拿掉假髮到處晃盪，還可以去醫院附設的美食街挑麵包，真是太MAN了！

命中注定的戀人

愛情的模樣有很多種，我一直覺得「腦公」跟我上輩子的性別肯定是反過來的。他是嬌花而我是喬木，我們在一起的過程跟精緻搭不上邊，沒有浪漫、沒有刻意追求，第一次單獨約會，「腦公」發現我跟他的手不管外觀或大小都非常相似，理工宅對這個發現驚為天人，不知怎麼的他就認定我們一定是天生一對。我接著表演可以輕鬆握住他的手腕，而他卻無法握住我的手腕時，只差沒有嬌喘一聲跌入我的懷裡（為了「腦公」的偶像包袱，要強調這是玩笑話）。

拍婚紗照時，攝影師取笑我們是他看過身高、體重幾乎一模一樣的新人，就算互換禮服也沒有關係，還稱讚（？）「腦公」是樂高界的帥哥，五官精緻穿女裝應該很正。雖然這輩子不可能看到偶像包袱超重的「腦公」穿女裝，不過小女兒小忞長得像爸爸還真是人見人愛的。

兩個人在一起最妙的是，我們心有靈犀的程度幾乎可以媲美雙胞胎，都數不清多少次我們同時打電話給對方、同時傳訊息、同時講一樣的話。有時候我也會暗自得意可以在世上遇到某個人擁有這樣的好默契，所以我決定下輩子就算不能做夫妻，也想跟「腦公」做一對好兄弟姊妹。

2 新娘不是我

有人形容，「車子」好比男人的小老婆，此話一點也不假。

交往時期某一天「腦公」問我：「妳也喜歡MINI COOPER嗎？」當時還年輕，正是容易被可愛東西吸引的年紀，我工作後的第二台車就是外型可愛卻不怎麼實用的雙門金龜車。在我窮得沒有辦法期待奢侈品的少年時期，夢想中的慾望清單裡就有金龜車和MINI COOPER，直到工作幾年還清了助學貸款後才能買下第一台Dream Car。

就在入手心心念念的小金龜後沒多久，「腦公」說如果我們將來能結婚，那他就把當時自己非常喜愛的Golf小鋼砲換成女孩子愛的MINI COUNTRYMAN休旅車，猛一聽還以為是送我的結婚禮物之類的，害我差點想抱起他來原地轉圈圈，結果竟然是愛車成癡的「腦公」喜新厭舊，盤算著如果要結婚，那就在30歲之前再任性地換一次車，這樣他才不那麼排斥拍攝婚紗照。

是的，拍攝婚紗的條件就是——「要跟他的愛車一起拍」，以至於婚禮籌備的唯一策劃人和執行者我本人向自助婚紗的攝影師說明的時候，對方在我面前真實表演黑人問號的表情。當時不怕麻煩挑選自助婚紗攝影，就是希望自己的婚紗照跟其他人不一樣，即便下班還要自己上網做功課籌備自助婚禮真的很麻煩，我還是很熱衷於從國外網購禮服還有婚禮小物回台灣的樂趣。

原先我對婚紗照的構圖是金龜車與MINI在優美的河堤上面對面停好，「腦公」與我各自站在車子的兩邊，拍個遠景形成人車交融的畫面，這想法立刻被攝影師淘汰，他不建議準新郎新娘各開各的車，遠從台中上台北還要跑那麼多拍攝場景的行程。回去傳達給難掩失望的「腦公」，跟賭神有一樣怪僻的他其實比較願意用背影或側臉出現在照片裡，他根本是想拍愛車寫真而非婚紗照吧！

經過百般討論，最後婚紗照折衷讓「腦公」的車露面。我們也是攝影師服務這麼多年以來的第一組完全不搭攝影廂型車也不用新祕跟車補妝的新人，自己開車到定點後下車的第一件事就是拿塊乾淨的軟布仔細擦拭車上的灰塵，多虧了新祕看不下去硬拖我去室內補妝，才順利完成拍攝。

還記得到了宴客當天，一群朋友在會場捧腹大笑，哪有車子的正面比新郎還要多的婚紗照啦！在籌備婚禮的過程中，我深深感覺還好車子沒有生命，不能和我搶老公，不然新娘哪裡輪得到我來當！

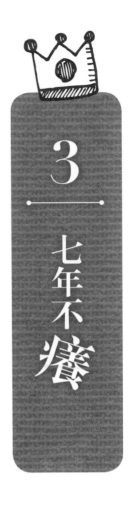

3 七年不癢

結婚七年完全不癢的祕訣就是「對症下藥、投其所好」。

每個人都有與生俱來的天賦能力，我自己的能力是察言觀色，換句話說就是很會看對方臉色辦事。少不經事的我還曾經因為自己太敏感，往往因為看透對方隱藏的惡意而覺得難過，加上沒有安全感的家庭背景而養成了處處討好人的軟爛性子，不知天高地厚的任性是幸福的，沒有靠山的任性就是自取滅亡。

以前看金庸小說裡桃花島上黃藥師的徒弟，本是翩翩仙子的梅超風，因為失去愛人最後性情大變，一怒之下把明明很高檔的九陰真經練成了自帶一股邪氣的九陰白骨爪。要知道，在武俠小說裡只要開始走火入魔，通常就會瘋到一個極致沒有好下場。

以前看書的時候還不懂得這些武力值破表的人物們，怎麼那麼容易受到刺激就性情大變，個性也太不成熟了吧?!

直到自己結婚生子又生病之後，才發現人性真的那麼脆弱。婚姻就像兩個人的拔河，小不拉嘰的誤會沒有說開，自以為無傷大雅的取笑刺痛對方的心，成為夫妻之後得寸進尺的依賴和理所當然，每一樣都像利刃割著繩子，某一天繩子斷了，誰最出力拉繩子誰就往後摔得越重。

知道自己的「腦公」是木訥理智型的，就不會期待生活中有意外的浪漫，想過節日自己訂好餐廳帶著「腦公」去就對了。當他陷入選擇障礙的時候幫忙分析利弊，老婆偶爾充當小廝、軍師、兄弟等等，只要他有想到我，不論是多小的恩惠都表現出感動的模樣，徹底滿足獅子座男生的照顧慾。這演技雖不是一朝一夕可以練成，但完美融入在生活之中，獲得的肯定比失去的多更多。

4 月薪嬌妻

「你月薪多少？」這是我們第一次單獨約會時的話題。

有誰明明是自由戀愛，卻和男生第一次單獨約會時，被問年收入和獎金分紅等等問題，還EQ超高不翻桌走人，一路交往下去順利結婚的？這對奇葩夫妻就是我們。

照理說薪水這種比三圍還要私密的問題，如果是出現在一年一度的過年餐敘之中，還可以看在長輩的面子上忍一忍。而我們第一次約會單獨吃飯時，「腦公」非常直接地問我薪水多少，差點讓我噴出嘴巴裡的食物。我很認真地看著對方的眼睛想知道這問題背後是不是有著惡意，研究了半天發現對方眼神堪比小鹿斑比般地清澈，彷佛不滿足他的求知慾反而是我的錯，鬼使神差之下竟然打開電腦裡的薪資檔案給對方看，瞧他研究得巨細靡遺還不時問我年終分紅和津貼怎麼算，那時的自己真像被下了降頭一樣知無不言、言無不盡。

通常這種約會經驗很容易帶到慾望城市裡那四個女人的餐桌上，變成閨密之間說笑的談資，然後說聲「拜拜」好走不送了，但前面說了我們是命中註定的一對兒啊，雖然當時我覺得「腦公」這種行為出現在第一次約會裡很怪異，難道他錯把約會當相親，我還年輕完全沒有要相親結婚的打算啊喂！

誰知道令人震驚的第二次約會就在隔天發生了，竟然有人也準備了一份薪資統計表要給我看，我一點也不想窺人隱私，而且本身數學很爛根本不想在約會的時候分神看一堆數字啊。於是詭異的第二次約會就以路邊海產攤嘈雜的聲音為背景，夾帶著某人與奮計算著未來的薪資走向之中結束了。

依前面兩次的經驗，要有第三次約會以一般狀況也太難發生了，但我實在是被這種奇妙的路數給吸引，於是就一路約會下去直到不久之後決定結婚。不過在算計薪水特有天賦的「腦公」也很快就發現，我賺的錢哪裡去了？

本來也不打算隱瞞對方，就在我把打工姐的過去重新敘述一遍給「腦公」聽的時候，還以為他會很失望覺得自己打錯算盤，畢竟我在他面前常取笑自己是棵搖錢樹，種在誰家就賣力幫誰賺錢，沒想到他的反應只有一開始感到錯愕，之後很快地就被我狂兼三份工作，還硬是在如此艱困的環境下拿到文憑，給徹底地征服了。

以前我一直對自己的遭遇有些自卑，如果我不主動說出自己的家庭狀況，就憑我高超的談吐和衣著偽裝，旁人都以為我是茶來伸手飯來張口的小康女孩。「腦公」發自內心一臉崇拜的表情直到今天讓我回想起來還是覺得特別可愛，更不用說他像天橋說書的一樣，回家和自己的媽媽姊姊分享他最近追求的女孩有多麼上進，簡直以我為人生榜樣。我熱愛賺錢的形象正合他的胃口，被他這麼一說，自己也發現原來我不糗，只是出生時沒有帶著一副好牌，但人生這場牌局很長，仍有很多機會可以反轉，不是嗎？

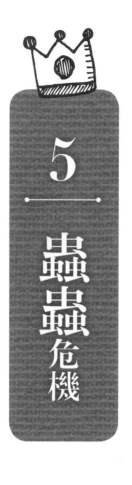

5 蟲蟲危機

我怕蟲，準確地來說我超怕「蟑螂」。

懼怕的程度是以前光是看到「蟑螂」這兩個字就渾身不舒服，任何咖啡色、條紋相間、有鬚、有觸角、會發出翅膀振動聲的都會令我情緒崩潰。早些年坊間很流行的咖啡色木紋三合板裝潢，每次看到都會讓我起雞皮疙瘩。

但結婚前一個人在外地租小套房住，縱使自己居住範圍保持再乾淨，也防不了從外而入的侵略者。有好幾次在房間瞄到那玩意兒出沒，我立刻鑰匙錢包一抓就奪門而出，躲在車上或是走廊好幾個小時直到想上廁所憋不住了，才一邊大叫一邊拿東西對著牠亂扔，直到牠在我眼前消失，接著好幾天都疑神疑鬼怕牠又再度出現。本以為結婚之後可以依靠勇敢的「腦公」為我排除這世界上最可怕的生物，沒有想到有人跟我一樣怕蟲，而且怕的種類還比我更多，不只蟑螂連壁虎、蜘蛛、毛毛蟲，甚至可愛的蝸牛都害怕。

還記得某次約會來到湖邊，湖面上有蜻蜓飛舞著靠近我們，結果身旁的「腦公」叫著跳起來大喊一聲：「牠來了，小心！」接著落荒而逃。遇到蜜蜂也是同樣的情形。我認真嚴肅地問「腦公」：「你敢打蟑螂嗎？」而「腦公」立刻回答我：「開什麼玩笑，當然不敢！」聽得我一顆心直直下沉，還以為找到護身符可以保護我遠離病蟲害，沒有想到竟是同路人，而且對各種蟲都沒有抵抗力。

這樣不知死活的我們終於在搬進有花園有車庫的新家之後嚐到苦果，先是花園裡的樹木沒人修剪，越長越茂密失控，然後飛來了各種生物，還沿著落地窗框的縫隙鑽進家裡，嚇得我們倆在家大叫。後來又出現了我們倆的天敵「蟑螂」，一開始沒有人敢下手打牠，也深怕打爆牠會造成難以收拾的噴汁現場，甚至還出現過我們兩個一起盯著牠看，要看牠會不會在視線壓力之下自己走出去的情況。「腦公」膽子比我大一點敢直視牠們，我連看的勇氣都沒有，在旁邊顧著崩潰。後來怕牠在家裡亂竄，還是鼓起勇氣噴了幾次殺蟲劑，但噴完之後覺得會毒到自己，而且地板黏黏的好不舒服。

後來我們研究出不流血殺蟑法，那就是用泡泡水阻塞牠腹部上的呼吸氣孔讓牠窒息而死。為了可以將泡泡水噴射到牠會出沒的各種角度，「腦公」費了一番心血終於讓他找到連4米高的天花板都可以強力噴射的灑水壺。當他不在家的日子裡，他會事先調配好泡泡水的比例，接著慎重地教我看到蟑螂要如何噴牠們才會死透。為了這種可怕的小蟲，我們倆從不敢看牠到敢用泡泡水噴殺，到了今時今日「腦公」長期不在家的偽單親生活磨練之下，我可以單手抱著小宓，另一手狂按泡泡水直到牠翻肚，雖然我的心魔依然存在還是不敢直視牠，但至少夫妻倆算是一起雙修了一堂恐懼課程。

6 一家子豬隊友

傳說中直男分辨不出女生今天是否刻意打扮是千眞萬確的。

在他們的眼中，女生的髮型只有長髮跟短髮兩種，沒有所謂的長捲髮、髮尾內彎、中長髮、鮑伯頭等等。我的「腦公」除了在我化療時期頭髮掉光光的時候可以主動分辨出我頭皮上的差異，除此之外，髮型在他眼中只有分成「花太多錢的」和「經濟實惠的」兩種。

每當髮型設計師問我，「腦公」喜歡這次的新髮型嗎，我只能心酸地回答「還可以」，內心的OS是其實他根本沒有發現我的髮型有什麼改變，往往興沖沖的回去問他這樣好看嗎，都會被潑冷水看起來又沒有多大差別，為什麼要浪費錢。

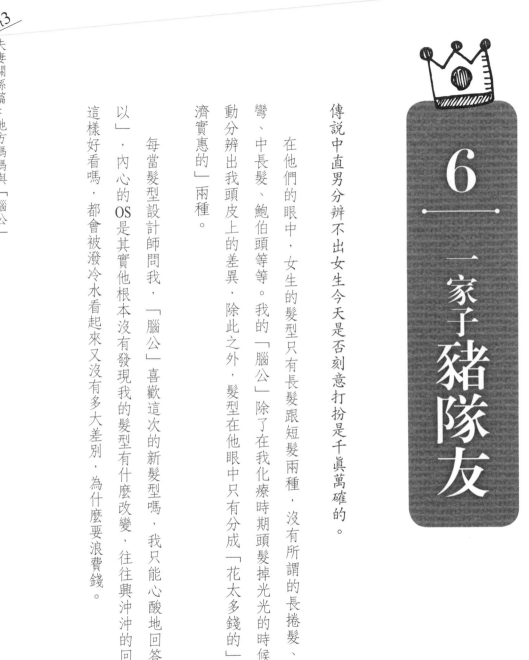

雖然男性和女性的審美眼光不同，當我不能指望「腦公」可以給出什麼建設性言論的時候，只能放棄身邊的直男，轉而詢問其他有品味又能給女性中肯意見的好閨密。不得不說，比起「腦公」這一類的睜眼瞎子，生命之中有幾個時尚警察在身邊督促自己，人就真的很難邋遢到哪裡去，而且好閨蜜絕對不來互相追捧這一套，縱使委婉的批評也絕對是具有參考價值的真話。

但女為悅己者容，苦心裝扮能夠得到另一半的欣賞才有成就感，於是我又回過頭來逼迫「腦公」欣賞我的傑作，並且要給出不敷衍的評語。但句點王的功力不是我等凡婦可以抵擋，「腦公」總是可以用一句「花了多少錢」斷了我下面的話，默默退回鏡子前假裝沒事。

到了女兒逐漸長大也開始愛漂亮之後，繼承乃母之風的細微觀察力，時常會破我的哏來一句「媽媽這是你買的嗎？好漂亮」「媽媽弄頭髮很貴嗎？」「媽媽……」唉，一家子豬隊友。

7 不及格男友，滿分好老公

我的「腦公」完全不是浪漫的人。

自從被強迫開始偽單親生活之後，「腦公」只有每週五或週六放假時回台中，順便帶回一整個禮拜的髒衣服，除此之外再沒有啥驚喜。某次無意之中看到韓國電影《雞不可失》裡面緝毒組的窩囊組長用GUCCI的紙袋裝髒衣服回家給老婆洗，老婆看到GUCCI logo後眼睛一亮，打開之後才發現是老公的髒襪子，那失望還有不屑的表情實在太到位了！說的也是，都已經是老夫老妻了，老公經手的紙袋裡面會是禮物的機率大概比現在的統一發票中獎還要低。俗話說「不期不待，不受傷害」，失望久了之後，人就會開始習慣失望這回事兒。

我的「腦公」是理科中的筆直宅宅，相處多年下來，只要把握好應對這種機器人般只會直線思考的男性，千千萬萬不要因為對方猜不中妳的心意而暗自神傷生悶氣，因為直到妳氣得吐血三升，對方可能還會問妳地上哪來這麼多紅色的水。

在「腦公」的眼中，既然每到過節都要在餐廳吃飯，那麼誰訂位根本沒差，所有人都有吃飽就好。每當看到朋友貼出求婚或是幫女友驚喜慶生的影片紀錄，老公總是嗤之以鼻說搞浪漫的人絕對會後悔亂花這筆錢，還不如拿出來大家花掉比較實在。這樣的「腦公」不是及格的男友，卻是滿分的好「腦公」。

雖然在我懷孕期間兩手一攤表示他白天已經在公司飽受摧殘，所以我孕期不舒服的癥狀他回到家也愛莫能助，但「腦公」在我兩次生產時，一個人窩在醫院的摺疊小椅子上，陪伴我度過時不時就被護理師瘋狂內診，挖到懷疑人生的漫長三十幾個小時，他除了上廁所之外，連肚子餓也不願離開病床獨自去覓食，就怕他離開的空檔，一不小心就當了老爸。

雖然在我抗癌期間因為落髮而取笑我是「禿驢」，可是精打細算從來不買多餘物品的「腦公」，卻默默支持著我收集十幾頂假髮的任性行為，還常因為假髮懸掛在床頭櫃旁，膽量一向很小且最怕阿飄的他，睜眼醒來時常被懸空的假髮嚇到也硬生生地忍耐，沒有落荒而逃。

也幸虧「腦公」遇到在愛情裡隱惡揚善的我能夠放大他的優點，又因為我記憶力實在太差，導致很難記得人家對我的不好之處。曾經想過要在仇恨小本本上面記錄得罪我的人，以免老了忘記要報仇，殊不知每一次到文具行精挑細選的筆記本，帶回家之後不到一週就會消失在神祕的角落裡再也找不到。記仇這檔事，還是下輩子再說吧！

8 隱形粉絲

我有個不太主動說愛的傲嬌獅子座「腦公」。

自從我從高薪工程師轉型成為暫時吃不飽也餓不死的抗癌諧星作家之後，「腦公」從來不曾正面表達支持我全力衝刺文字事業這條路，縱使我已成為朋友口中「地表最會使用麥克風的女人」，並且參加過數不清的講座與分享會，連電視節目錄製這種對於地方媽媽來說太值得紀念的經歷，「腦公」都表現得興趣缺缺，甚至，我懷疑他根本沒有認真讀過我的書。

我一開始覺得很失落，因為這是我們一家四口的生命故事，而且「腦公」有一項非常稀缺的天賦，對我來說很具有參考意義。當我還是小學生的時候（真不知道自己腦袋瓜裡怎麼可以記得那麼多小事件），當年香港四大天王之首劉德華的專訪裡曾經提到過，和人相處有兩種模式，一種是每次見面都可以找到對方的優點慢慢加分，從陌生人開始從零分加到滿分，便可以成為摯友；另外一種當然就是減分型的，逐漸發現對方的缺點，最後變成最熟悉的陌生人。「腦公」的天賦就是一眼挑出最錯誤的部分，不管初次接觸的是人是鬼，「腦公」都可以很迅速地找出不對勁的地方。

我深深崇拜著他這項絕技，例如開車行駛在路上，他每次都可以精準地預測出即將胡亂駕駛的車子或行人然後立即避開；或是初次見面的朋友不管多麼熱情體面，他也總能發現對方隱藏的一面，並且提出不可深交的警告。更厲害的是每次出門旅行只要快速看過一眼就可以避開地雷餐廳和飯店，「腦公」簡直是萬中選一的人體掃雷機，幫你避開生活中會出現的各種風險。正因為如此，紮紮實實已經成為中年婦女的我做出轉行這重大決定，若沒有「腦公」的支持，簡直就像是《來自星星的你》主角千頌伊少了具有超能力的都教授加持一般，後面的劇情要怎麼演下去。

正當我以為自己一個人在作家這條路上孤單寂寞覺得冷的時候，沒有想到「腦公」竟然會獨自跑去各大書店巡視架上是否有我的書，不論是在外地出差或是全家出遊時經過書店，他都會在我一個不注意的時候默默用眼神巡查一遍，甚至在收到朋友傳關於我書本的訊息時，偷偷截圖保存在手機上。雖然我還是懷疑除了學習工具書以外，幾乎不看課外讀物的「腦公」仍然沒有成為我的讀者，但他肯定是我的隱形粉絲。

9 吵架五祕訣

對凡事講求效率的理科夫妻來說，吵架浪費時間又傷身，倒不如各自躺在沙發上滑手機放鬆。

婚前吵架是最傷感情的了，無論吵點大小，被埋怨了都會有那麼一點點心痛的感覺，而且很容易懷疑對方的愛似乎少了那麼一點點，恨不得搖著對方的肩膀大喊：「爾康，別生我的氣，如果你生我的氣，我們的愛情會因為你愛生氣多過於愛我而慢慢死去的。」接著小心翼翼地掌握好情侶的高技巧本能，用古人流傳的智慧大和解「床頭吵床尾和」來個尊嚴不減還可以增進感情的低頭認錯法。

而跳到結婚後有小孩的生活，吵嘴只是鍛練嘴部肌肉的夫妻日常對話而已，某天不被頂一下嘴還感覺不到「腦公」仍有鼻息是個活人。未婚少女友人們聽到大媽這樣形容婚後生活紛紛擺起恐懼的表情，唏噓婚姻果然是愛情（還有帥哥美女）的墳墓。原以為結婚後會變得老腫癡肥已經夠糟的了，沒想到還要跟一樣老腫癡肥的對方吵架，而且提不起興致用古人流傳的方式解毒，只想自己癱在沙發上追劇配零食就好，婚姻走到這裡莫不是已經達到終點可以揮手說拜拜了吧?!

但「腦公」與我的吵架次數少到很好數出來，在一起九年加上兩個容易引爆夫妻危機的小孩出生也不過才吵架個十幾次吧，吵架幾乎可以算得上是我倆的年度盛會值得紀念。會這麼少爭執的原因並不是因為兩人的脾氣都好，相反地還很暴躁而且容易得理不饒人，一臉得意小人的模樣，但我們儘管沒有說出口互相約定，兩人都有一定的默契就是：

1. 吵架不說分手（離婚），說出口就要做到不然會天打雷劈，看誰敢亂說。

2. 吵架不提對方父母家人，不可以說他們壞話，沒有人聽到自己原生家庭被否定還得意洋洋的，吵架可以傷人但不能傷心。

3. 吵架不可以亂摔東西，一時興起就會丟得忘我，最後互丟很容易變成互毆，只要一被打過，這愛情就真的回不去了。

4. 不管怎麼吵都不可以影響到作息，餓著肚子生悶氣是最下等的方式了，所以我們大部分和好的第一句話都是「晚餐要吃什麼？」都能一起吃飯了還吵個毛啊？

5. 吵架要找空曠隱密的地方才能吵個過癮，尤其不能在小孩面前大聲吼叫，不是怕小孩心裡的陰影面積有多大，而是她們會一逮到機會就大肆宣揚，對阿公阿嬤、幼稚園老師、娃娃車司機叔叔、小吃攤阿姨等等等等，只要有人和她們攀談，就會莫名其妙爆料爸爸媽媽昨天吵架之類的。大家都知道生了小孩後連想去趟電影院約會都難，哪裡來的倆人時間讓我們無後顧之憂地吵架，不如趕快把握機會看電影比較實在。

就是因為吵架需要天時地利人和，注重效率的理科夫妻寧可花時間各自躺在沙發上玩手機放鬆也不願意浪費時間怒目相對，懶到極致之後連做任何決定都推給對方「您決定就好」，無形之中成為世上最友愛互敬、相敬如賓的夫妻了。

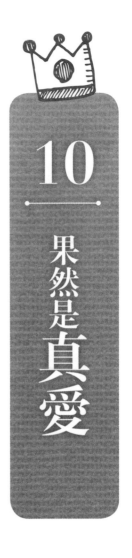

10 果然是真愛

我有個嘴巴很壞，卻很疼我的「腦公」。

我的第一本書收錄了一篇〈明年的今天，妳還會在我身邊嗎？〉當時在網路上被瘋狂轉載，還吸引了新聞媒體報導的文章，那記錄著我癌症確診當天「腦公」最真實的反應。當時覺得「腦公」那麼怕我離開他，肯定是真愛無誤，殊不知當我開始接受治療約莫兩個禮拜之後，他又恢復了使喚我做這做那的習慣，真愛的有效期限真的好短。

治療結束這兩年來，我做過無數次的術後追蹤和檢查，都是怕最棘手而且有乳癌界三高惡名「高復發、高轉移、高死亡率」的三陰性乳癌復發。由於去年我為了創業任性地離開了高薪工程師的工作，家裡的經濟支柱倒了一根，所有壓力都傾斜在「腦公」身上。「腦公」除了溺愛女兒的習慣不變，對我以及他自己的花費控制得更嚴格，尤其是對自己幾乎到了苛刻的程度。從小家境不錯、從來沒有打過工的他，竟然在閒暇之餘兼起了家教的工作，賺著以前不當一回事的微薄時薪，對著我說他可以貼補家用，讓我覺得罪惡感極重。甚至進入了癌症復發高峰期的我，考慮是否多做一些所費不貲的自費檢查時，「腦公」二話不說，一率支持只要是對我身體健康有幫助的都要做，錢的問題他再來想辦法。

「腦公」也一向認為保健食品是又貴又多餘的商人把戲，若有人趁他出國時託買維他命之類的通常會得到他的嗤之以鼻。在「腦公」的想法裡，運動可以排毒，有運動就可以不老不病簡直比仙丹還要靈驗，就在他打罵羞辱都無法逼我上操場跑步之後，他斷然放棄讓我運動除百病的念頭。這樣鐵齒的「腦公」除了在我懷孕時期主動帶我去百貨公司選購婦產科醫師建議我補充的維他命之外，在我罹癌期間已經被餵食得餐餐營養過剩的狀況下，仍讓我喝貴得不得了的營養品，喝到每個月卡費明細印到第二頁還沒結束，我自己心虛又感覺暫時死不了的狀態下，趕緊停了這可怕的負擔。

想到以前皮膚白嫩光滑、熱愛打扮，一看就沒怎麼吃過苦頭的小少爺，為這個家庭犧牲了美貌還有自由，他的最愛也從車子轉移到兩個可愛女兒身上，逛街時買女兒們和我的卻不捨得買自己的。這麼多年來「腦公」從本能地先考慮自己到凡事會以家庭優先，就連我鼓動他拋下女兒們，就我們倆人出國玩幾天，都被他以一家四口一定要在一起玩而拒絕。

這樣的「腦公」雖然依舊很毒舌，依舊愛碎唸要省一點，依舊用盡各種方法叫我多運動別偷懶，依舊不允許我們在他車上吃東西。但，絕對是真愛。

人生斷捨離——有捨不一定有得

看到這章節的你，可能開始覺得錯亂，書裡這個女人不是從第一章開始就口口聲聲說她很愛賺錢嗎？

怎麼願意捨下高薪又穩定的科技業工程師收入，就這麼毫無保障地投入世界上投資報酬率最低的家庭長工——家庭主婦呢？

要知道每一位頂尖工程師都在最鮮嫩多汁的年紀經過了無數次大考小考被煎得外焦裡嫩，膠原蛋白最緊實的大好年華卻掛著遮不住的熊貓眼，在正港小鮮肉帥哥面前表演一個面目全非，還有永遠寫不完的評量和訂正不完的考卷，我必須打敗多少教育資源比我好的人才能獲得理工碩士學位，好不容易得到從小學開始苦熬十幾年才換來一份讓我能夠實現買房又買車的好工作，一生熱愛賺錢享受的ㄏㄧ花（台語）女子，就這麼果斷地放棄了。

中了健保大樂透要不要老實說——不管是哪種樂透，低調才是王道

遙想榮登少奶奶寶座（確診癌症）之初，由於倒楣久了也會默默習慣當個衰鬼的本性使然，我竟然沒有太多的驚慌失措，這衰鬼翻身的過程都被我記錄成第一本書《我是一位「少」奶奶》，誰沒看到都虧大了！

由於第一次罹癌就不上手，當時傻乎乎且鉅細靡遺地向主管報告，即使當病人也要很專業的我接下來一整年的醫療計劃，包括化療、開刀、放療等等各項保命流程；要命的工程師職業病症頭上身，只差沒做一份精美簡報呈給上級，儘管如此當時的主管也被我措手不及的消息給嚇壞了，即便對方是我的多年好同事兼聚餐飯咖，仍不可避免地從主管的角度出發，建議我留職停薪好好治病。

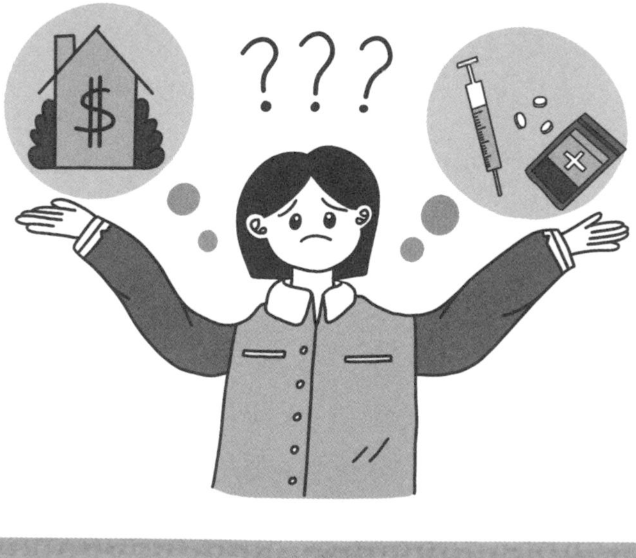

我沒被醫生宣告確診嚇瘋卻被留職停薪四個字震驚到無話可說，想到「停薪」我的世界就要崩壞了似的，當時準備了洋洋灑灑的15分鐘醫療計劃，就是為了向主管證明除了必須配合醫院的請假調度之外，保證絕對不會影響到部門工作，在我堅決不辦留職停薪的尷尬氛圍之下，主管只好妥協讓我抱著病體繼續嘗試高強度的壓力工作，現在想來真的很難為人家。

我的求生意志來源竟然是——房貸

在治病的那一年裡，還房貸這個目標變成吊著我一條命的靈丹妙藥，為了不讓剛結婚沒多久就接連遭遇兩個小孩出生而水某卻中健保大樂透，獲得重大疾病資格減免五年掛號費的腦公感到人生崩塌、前途一片黑暗，水某我本人每天都靠著意志力睜開眼睛按時上班，每月期待發薪日，忍受著化療副作用熬到下班時才感嘆自己「真不容易啊，又活了一天。」

在那一年也如同主管的預測一樣，鐵人如我的工作能力的確受到疾病的影響，我的保證無法兄現使得自尊心極高的我上班之時也是如坐針氈，儘管如此還是必須強顏歡笑，身體越痛我笑得越開心，深怕又得到一句：「不如留職停薪吧？」

後來跟許多病友接觸才發現原來當初的我這麼呆，好多聰明的病友從生病到康復完全沒有讓別人發現，她們默默地戴上假髮配合治療，等療程過去摘下假髮後生活還是如常進行，免去了很多工作上可能會遇到的阻礙和關懷，活了半輩子總是有話直說且不善隱藏的我，從來沒有一刻覺得自己這麼蠢過，搬石頭砸自己的腳，還要演一齣「我有病，但我很好」的強顏歡笑傻瓜劇情，平白在職場路上增添了許多荊棘。

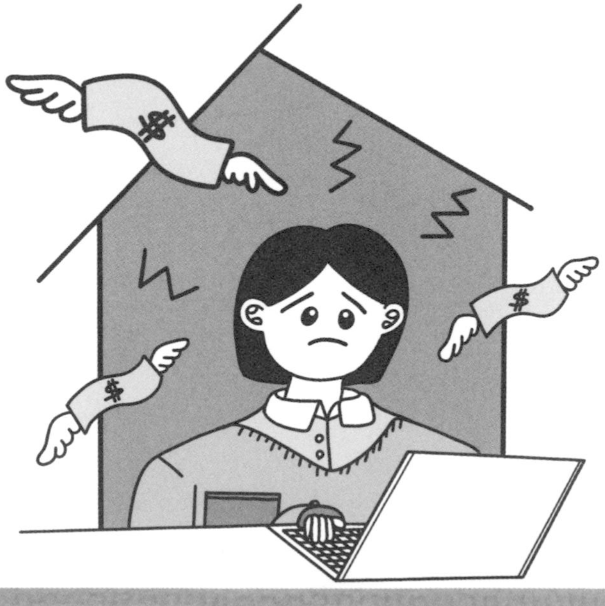

人生歷經酸甜苦辣，還是要向前走

有些幸運兒也許一輩子平順沒有波瀾，也有一部分像我一樣來歷劫的，一輩子總是充滿挑戰，人到中年最怕就是被迫更換跑道，也許是婚姻、也許是健康、也許是家庭因素迫使自己不得不渡劫飛升。

做人老母的要遷就幼兒園小孩四點放學，就回不去朝九晚五的職場；選擇時間彈性的接案工作，就意味著必須善用所有的零碎時間，否則工作時常被打斷就是考驗肺活量和喉嚨強悍度的時候。

隨著孩子長大課外活動增加，我不是在開車，就是在開車接送小孩的路上，好不容易平安送走兩尊大神，終於能夠靜下心來做自己的事，還有什麼比文思泉湧的時候接到學校打來的電話還要掃興？

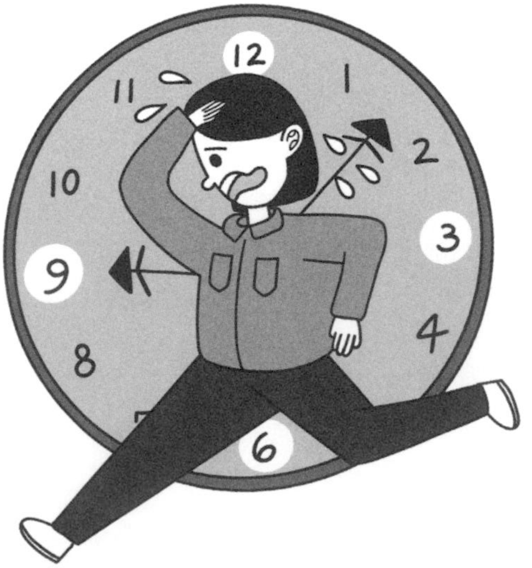

身為特殊兒的悲催老母看到老師的電話就心情低落，除了禮貌附和「謝謝老師提醒，我會帶著孩子改進。」這句標準答案之外，其他時間都在懷疑自己強悍的工作能力為什麼不能應用在教育小孩這一門課裡。

我的付出打了水漂，濺得我一臉水花差點澆熄了見人的勇氣，為了家庭而放棄工作的鬥志，即將在一次次力不從心的失望中燃燒殆盡，理智知道這樣下去不行，好不容易把要命的病治好了不是為了渾渾噩噩度過接下來的日子，水某與老母兩棲的我必須找回那個熱愛賺錢，對人生總是充滿幹勁的自己。

理想是豐滿的，現實是骨感的——整理人生財務是必修學分

我開始整理自己手邊的資產，將雙薪收入時投資的一間房產掛賣，出售的過程極度拉鋸，最終以平盤售出，這麼做的目的是把房貸（債務）變成現金（資產）重新整合，最後選擇將現

金資源投入股市，初時大起大落，新冠疫情期間風雨飄搖的小舟駛入了蜿蜒崎嶇的河道，艱難時期我們也不停地給小舟焊上鐵片，加固砝碼，孤獨行駛的小舟逐漸茁壯成一艘大船，可以一邊航行一邊遮風避雨，被動收入提供的安全感和底氣就像第二條命，畢竟生活必定先無虞，才有餘力做其他的事。

別等到人老珠黃才開始

我非常建議正在工作的各位不論年歲幾何都必須要有被動收入，這被動收入也許是靠現在流行的短影片賺錢，又或者是成為代購代銷的網路賣家，更可以是定期定額的股票投資者，總要找到一種適合自己的方法，在被迫轉換人生跑道的時候，才不至於手足無措做出錯誤的決定。

我曾經認為「塞翁失馬，焉知非福」是最敷衍的安慰詞。

沒有想到在我兢兢業業當工程師的那些年，即便因為公司補貼商務出差去各個國家，仍然這個捨不得買、那個捨不得吃，看到標價都會在心裡默默計算一下台幣價格，錯失了許多體驗人生的大好機會。

當了10幾年的工程師，我連一個精品包包都捨不得買，全靠長輩看我日常穿著跟不上我的年紀和職位而好心贈與。

從前我的高收入大部分用來養兩間房子和帶著小孩到處體驗人生，標準的賺得多也花得多。

令人意外的是，我失去了工程師收入的這些年，當我重新做資產分配之後，也終於捨得購買所謂的名媛包包，常年認真工作數著發薪日過日子的人捨不得買東買西，離開職場卻開始犒賞自己，這變化很有趣吧？

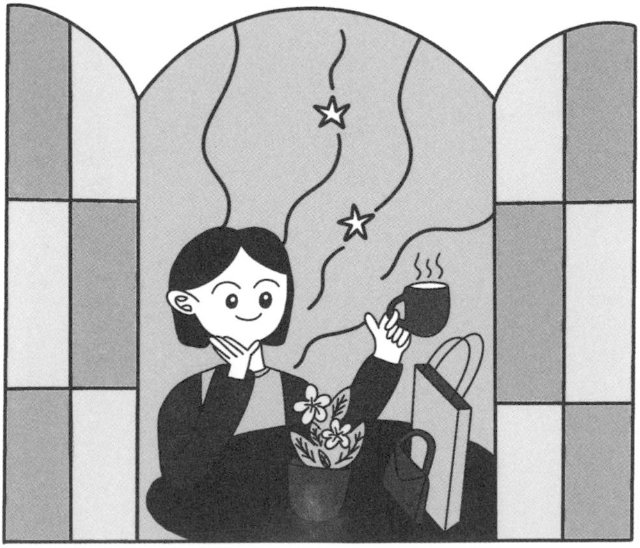

所以我從來不認為一手爛牌開局就必定會輸，就算是被迫轉換工作跑道也必須靜下心來好好分析自己手邊的資源和優勢，若有會讓你感到窒息的付出必須當斷則斷，歸零重新再來都好過如蛆附骨，生機流逝無可挽回。

顧好本業再發展副業——投資要用閒錢而不是救命錢

若目前處於本業收支打平尚無餘力拓展被動收入或副業的也千萬不要灰心。

在我工作的前幾年直到30歲為止，就學貸款還有家庭負債就吃掉我每個月所有的薪水，很難想像科學園區的外商工程師縱使年薪百萬也是個月光族吧？！

也許是從小到大的磨難成了習慣，當時的我竟然也不覺得人生灰暗，每當還完一筆小額貸款我就獎勵自己出國旅遊一次，還債和休閒兩不耽誤，就算被經濟壓力砸得快喘不過氣也要試著掙扎一下，衰鬼如我幾年下來把所有的債務還清後還有餘力買房子。

當時的我肯定是沒有多餘的錢做任何副業投資，機靈鬼們這時必須專注提高本業收入，我的做法是積極參與公司各項出差機會，拿著高額出差津貼在當地省吃儉用，在外地待得越久越可以存下對當時的我來說好大一筆錢。

就這樣出差成為常態，隨著津貼增加以及資歷累積終於到我升職加薪的時候了，這時我的收入已大於負債，終於過了畢業後的第一個難關。

我選擇工作的主軸非常明確：

• 缺錢的人不適合——工作穩定且固定薪水

能夠額外爭取津貼或是工作挑戰大且傭金高的值得嘗試，若工作一陣子發現前途無望的時候，千萬不要死守四行倉庫，找到更好的就大膽地轉換跑道，不要留戀現在良好的工作氛圍或是輕鬆的工作

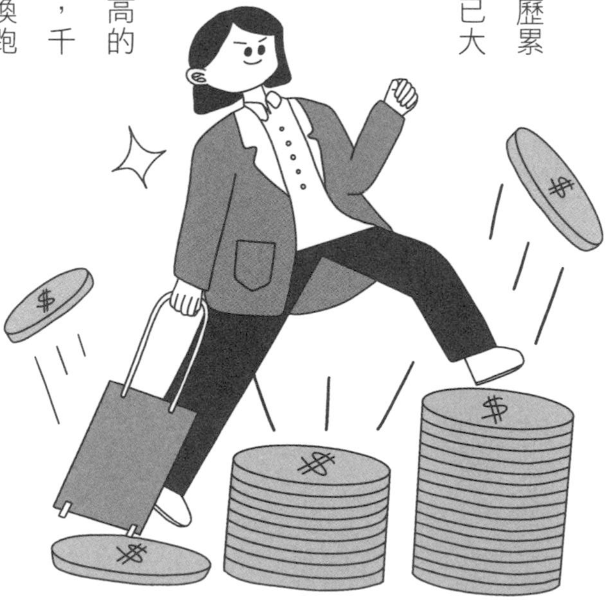

內容，因為我們缺的不是氣氛而是錢啊，勇敢換！

・缺時間的人不適合——朝九晚五固定工時

整天忙得要死連一點個人時間都沒有，這種生活太窒息肯定不長久，善用自己的特長選擇彈性工時的方式，提高效率會輕鬆很多，省下來的時間還可以兼差增加收入，一舉兩得。

・不但缺時間也缺錢——暫時沒有專業特長的人

業務類的工作非常適合需要拚一把的人，把自己外表整理得乾淨舒適，幹勁滿滿的你絕對能夠改變現況，利用彈性工時加強訓練自己的特長，增加工作選擇。

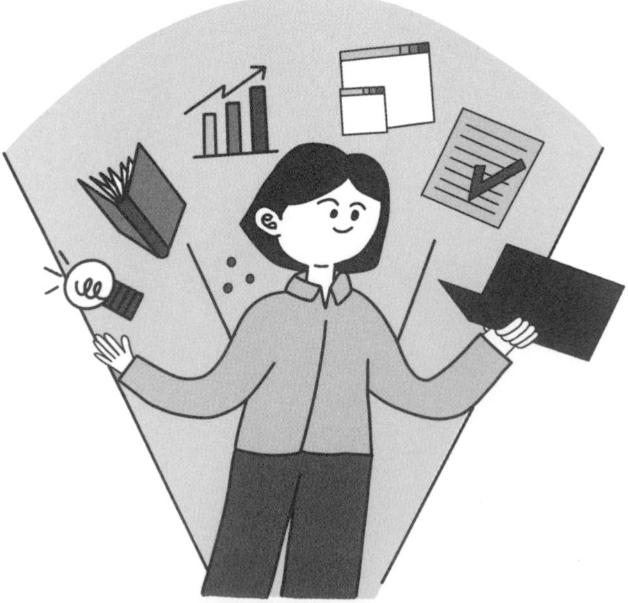

・不隨波逐流──勇敢選擇最適合自己的方式吧

由於我的孩子是ADHD俗稱過動兒的特殊生，加上腦公長期在外地工作導致我近幾年趕時髦過上了偽單親一打二的日子，可想而知孩子在學校的所有狀況都是媽媽要負責出面處理，市面上暫時沒有一家公司能接受員工時常因為小孩或是癌症追蹤門診請假，時間變成我最缺乏的東西，別說工時爆表的科技業不允許，就連朝九晚五我都配合不了。

所以我選擇第二種方式用自己的專長做彈性工時的接案工作，而接案工作的收入並不穩定，於是前面所說的被動收入就顯得非常重要了，截至37歲正式從科技業退休之前，我的前半生花出去的錢非常多，而賺進來的錢也不少，夫妻倆財務整合管理之後幸運地找到了適合自己的投資方式，能夠讓我感到生活無虞且還有餘力做自己喜歡的書寫工作。

・不認輸就不算輸──斷捨離是一輩子的事

人際、負債、資產都需要不停地整理調整到最恰當的位置，時刻提醒自己做好人生中的每一次斷捨離，令人驚喜的是這時你獲得的會比失去的還要多。

正在迷惘或是不想安於現狀的人看到這裡應該增加了些許信心，這個開局就沒拿過好牌的女人，因為想過好日子，且從來不會自暴自棄，到現在也沒有認輸過呢！

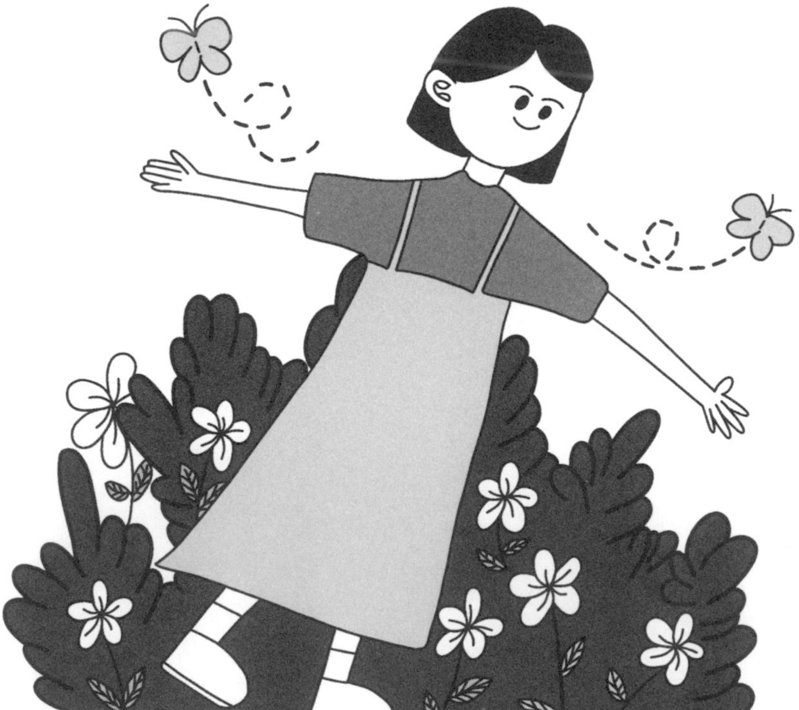

嗜讀本 024

不要等到人老珠黃才開始

誰說魚與熊掌不能兼得，工作、親情、愛情我都要！

只要不認輸就不算輸，人生處處都有翻盤的機會！

作　　者　王筠鋑
顧　　問　曾文旭
總 編 輯　王毓芳
編輯統籌　耿文國、黃璽宇
主　　編　吳靜宜
執行主編　潘妍潔
執行編輯　楊詠琦
美術編輯　王桂芳、張嘉容、李欣怡
封面設計　盧穎作
法律顧問　北辰著作權事務所　蕭雄淋律師、幸秋妙律師

初　　版　2024年04月
出　　版　捷徑文化出版事業有限公司
電　　話　（02）2752-5618
傳　　真　（02）2752-5619

定　　價　新台幣250元／港幣83元
產品內容　1書

總 經 銷　采舍國際有限公司
地　　址　235 新北市中和區中山路二段366巷10號3樓
電　　話　（02）8245-8786
傳　　真　（02）8245-8718

港澳地區總經銷　和平圖書有限公司
地　　址　香港柴灣嘉業街12號百樂門大廈17樓
電　　話　（852）2804-6687
傳　　真　（852）2804-6409

本書圖片由Shutterstock、freepik圖提供

捷徑Book站

本書如有缺頁、破損或倒裝，
請聯絡捷徑文化出版社。

【版權所有　翻印必究】

國家圖書館出版品預行編目資料

不要等到人老珠黃才開始，誰說魚與熊掌不能兼得，工作、親情、愛情我都要！／王筠鋑著. -- 初版. -- 臺北市：捷徑文化, 2024.04
面；　公分（嗜讀本：024）
ISBN 978-626-7116-49-4(平裝)

1.CST: 乳癌　2.CST: 病人　3.CST: 通俗作品

416.2352　　113002750